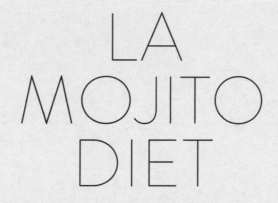

# LA
# MOJITO
# DIET

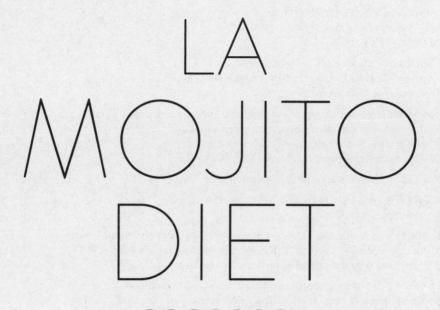

# LA MOJITO DIET

El método para bajar de peso en 14 días
sin estrés y sin perderte la fiesta

## JUAN RIVERA, MD

*Traducido por Carlos Verdecia*

**ATRIA** ESPAÑOL
Nueva York  Londres  Toronto  Sídney  Nueva Delhi

ATRIA
ESPAÑOL

Un sello de Simon and Schuster, Inc.
1230 Avenida de las Américas
Nueva York, NY 10020

Primera edición en rústica de Atria Español diciembre 2018

**ATRIA** ESPAÑOL y su colofón son sellos editoriales de
Simon & Schuster, Inc.

Para obtener información respecto a descuentos especiales en ventas
al por mayor, diríjase a Simon & Schuster Special Sales al 1-866-506-1949
o al siguiente correo electrónico: business@simonandschuster.com.

La Oficina de Oradores (Speakers Bureau) de Simon & Schuster
puede presentar autores en cualquiera de sus eventos en vivo. Para
obtener más información o para hacer una reservación para un evento,
llame al Speakers Bureau de Simon & Schuster, 1-866-248-3049
o visite nuestra página web en www.simonspeakers.com.

*Diseñado por Jason Snyder*

Impreso en los Estados Unidos de América

10 9 8 7 6 5 4

Datos de catalogación de la Biblioteca del Congreso

Names: Rivera, Juan (Juan José), author.
Title: La mojito diet : el método para bajar de peso en 14 días sin estrés y
    sin perderte la fiesta / Juan Rivera, MD ; traducido por Carlos Verdecia.
Other titles: Mojito diet. Spanish
Description: Nueva York : Atria Español, [2018] | Includes bibliographical
    references and index.
Identifiers: LCCN 2018032986 (print) | LCCN 2018036181 (ebook) | ISBN
    9781501192050 (eBook) | | ISBN  9781501192029 (ebook) | ISBN
9781501192043 (pbk. : alk. paper)
    Subjects: LCSH: Reducing diets. | Gluten-free diet. | Fasting. | Weight loss.
Classification: LCC RM222.2 (ebook) | LCC RM222.2 .R55518 2018 (print) | DDC
    613.2/5—dc23

LC record available at https://lccn.loc.gov/2018032986

ISBN 978-1-5011-9204-3
ISBN 978-1-5011-9205-0 (ebook)

*Dedico este libro a mi esposa,*
*Ana Raquel, y a mis hijos,*
*Ana Sofía, Juan Antonio y Nina.*

## *Descargo de responsabilidad médica*

Este libro está escrito solamente con propósitos de información y contiene opiniones del autor. Su intención es suplementar, pero no remplazar, el consejo de su proveedor de cuidados médicos. Visite a su médico o a cualquier otro proveedor entrenado antes de comenzar cualquier dieta o programa de ejercicio, o si usted sospecha que padece de alguna condición médica.

Si su médico le ha recomendado que tome algún medicamento para una enfermedad del corazón, hipertensión, diabetes o cualquier otra condición médica, tómelo según se lo haya recetado.

La información sobre pérdida de peso contenida en este libro no está dirigida a mujeres encintas o madres lactantes. Visite a su médico para informarse acerca de las mejores opciones de nutrición y ejercicio durante su embarazo y lactancia.

No beba mojitos ni ninguna otra bebida alcohólica si padece de alcoholismo, enfermedad del hígado o cualquier otra condición médica que pudiera agravarse por la ingestión de alcohol; si está encinta o puede estar embarazada; si toma medicamentos que son incompatibles con el alcohol; o si su médico le ha recomendado evitar el consumo de alcohol por cualquier razón.

# CONTENIDO

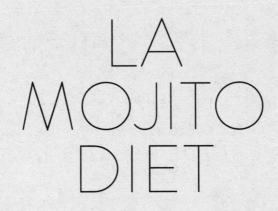

LA
MOJITO
DIET

# INTRODUCCIÓN

## Baja de peso, y que siga la fiesta

*Tuve una conversación recientemente con Sofía,* una de mis pacientes favoritas, que me hizo recordar muchas conversaciones que he tenido con pacientes de cardiología. Sofía, una ejecutiva de administración de hoteles de cuarenta y nueve años y madre de tres hijos adultos, tiene una sonrisa resplandeciente. Mis empleados la adoran y ella siempre comienza nuestras citas preguntándome por mí y por mi familia. El mundo sería un lugar mejor con más personas como Sofía.

Lamentablemente, Sofía tiene varios problemas de salud. Ella toma un inhibidor de ECA (enzima convertidora de angiotensina) para la hipertensión y un medicamento de estatina para reducir el colesterol. Aunque no tiene diabetes tipo 2, su nivel de azúcar en la sangre es más alto de lo que yo quisiera. Sofía había ido aumentando de peso de manera continua en los últimos años. En el momento de nuestra visita, pesaba 180 libras —unas 40 libras por encima de su peso óptimo— lo que la sitúa en la categoría de "obesa".

Sofía raramente se queja, pero ese día parecía estar triste y frustrada.

—Últimamente he estado sintiéndome lenta y cansada —me dijo—. No tengo la energía que solía tener en el trabajo, y seguirle el ritmo a mi nieto de dos años me agota. Además, me han estado doliendo las rodillas. Siento que estoy envejeciendo antes de tiempo.

Comentarios como estos me resultan muy familiares. Como cardiólogo e internista certificado en la especialidad de prevenir, detectar a tiempo y tratar enfermedades cardiovasculares, tengo muchos pacientes cuyo sobrepeso interfiere con su salud, su trabajo y su capacidad de disfrutar la vida a plenitud. Y como corresponsal médico principal de la cadena Univision, donde tengo mi propio programa médico de una hora a la semana, *Dr. Juan*, frecuentemente encuentro televidentes que comparten conmigo sus preocupaciones de salud. Muchos de quienes tienen sobrepeso o son obesos como Sofía se preocupan por síntomas como la falta de aire, la falta de energía, dolores en las articulaciones y fatiga, los cuales pueden ser señales de alarma de una enfermedad cardiovascular seria. Algunas veces lo son, pero más a menudo son simplemente los efectos del sobrepeso.

—Voy a hacerte unas pruebas para descartar cualquier otro problema médico nuevo —le dije a Sofía en nuestra cita—. Pero no creo que vayamos a encontrar algo que no sepamos.

—Entonces, ¿por qué piensa que me estoy sintiendo tan débil?

—Bueno —dije, mirando su hoja clínica—, has aumentado unas diez libras desde la visita anterior. Vivir con ese peso extra puede estarte afectando los niveles de energía.

Sofía sonrió.

—Sé lo que me va a decir ahora. Debo ponerme a dieta, ¿cierto?

Asentí con la cabeza. Sofía y yo habíamos tenido esta conversación antes.

—Sé que no es fácil —le dije—. Pero si pudieras eliminar algunas de esas libras extras, creo que te sentirás mejor y con más energía. Probablemente reducirías el nivel de azúcar en la sangre. Incluso podrías bajar la presión arterial y mejorarías los niveles de colesterol. Y apuesto que hasta las rodillas se van a sentir mejor.

—De veras me gustaría bajar de peso —explicó Sofía—. Pero cuando veo los planes de dieta que existen, ninguno me llama la atención.

Sofía dijo que había oído que las dietas altas en proteína y bajas en carbohidratos funcionan bien, pero no podía soportar tener que renunciar al pan, al arroz, a las tortillas y las comidas tradicionales cubanas con las que se había criado. También había oído hablar de dietas diseñadas con una estrategia conocida como ayuno intermitente, pero no creía poder lidiar con las punzadas de hambre tras no comer un día entero.

—¡Y el alcohol! —dijo Sofía—. Dr. Juan, no me diga que no puedo tomarme un trago cuando voy a comer a un restaurante o a una fiesta. ¡Vivimos en Miami, por el amor de Dios! ¡No me puede pedir que renuncie a mis mojitos! Quiero bajar de peso, pero también quiero divertirme.

Sentí que el rostro se me abría en una amplia sonrisa al tomar una carpeta entre otros papeles de mi escritorio. Le di una copia de mi nueva dieta a Sofía, y sus ojos se iluminaron cuando leyó el título.

*La Mojito Diet.*

—¡Ahora sí! ¡*Esa* sí es una dieta que puedo cumplir!

## ¡Pérdida de peso con un toque de Miami!

Llamo a mi plan para perder peso la "Mojito Diet", no solamente porque el mojito es una bebida popular en Miami —favorita de muchos de mis pacientes, y una excelente recompensa por perder peso— sino porque representa la manera latina de mirar la vida. El mojito es refrescante, intenso y efervescente, igual que los latinos. Nos encanta reunirnos con amigos y con la familia para celebrar y divertirnos. La música, el baile, la comida y los tragos son todos parte de esa celebración, como lo son para personas de diversas procedencias étnicas y culturales.

La Mojito Diet es lo suficientemente flexible para incluir las imaginativas y sabrosas comidas latinas que la gente en Miami y en todo el país asocia con la diversión, las fiestas y las noches de ronda en la ciudad. Las recetas en mi plan incluyen fantásticos platos que reflejan las tradiciones culinarias de Puerto Rico, México, Brasil, Cuba, España y otras cocinas latinas, así como platos que pueden describirse como fusión de Miami, la combinación de la influencia latina con un giro de Miami que es único, y que abraza el espíritu de celebración con un plan de aptitud física concebido alrededor del baile tradicional latino y otras actividades divertidas que disfrutarás al aprenderlas y ejecutarlas.

La Mojito Diet acoge mi filosofía de vida: que la celebración y la alegría deben formar parte de nuestra vida diaria, y que escoger opciones saludables puede ser un placer, no un castigo. Estar saludable no tiene que significar tener que renunciar a todo lo que disfrutas, o sentarte en la casa mientras los demás se divierten. Los placeres de la vida pueden saborearse de una manera saludable. Es más, la mejor manera que puedo imaginar de vivir la vida a la mayor plenitud es cuidar de la salud, y si estás en sobrepeso o eres obeso, perder peso es la mejor manera de celebrar tu propia vida.

## Una combinación que funciona

La Mojito Diet es un plan de catorce días que tiene éxito por combinar un alto nivel de proteína con un bajo nivel de carbohidratos, un ayuno intermitente que es manejable y limitado y los principios de protección del corazón contenidos en la dieta de Enfoque Dietario para Detener la Hipertensión (DASH, por sus siglas en inglés). En suma, La Mojito Diet comienza donde termina la dieta DASH: eliminando los granos y añadiendo proteínas adicionales y reduciendo carbohidratos durante la Semana 1 (Eliminación de granos) y tres días no consecutivos de dieciséis horas de ayuno, y añadiendo cantidades saludables de granos integrales durante la Semana 2 (Ayuno limpio de 16 horas). Y al finalizar cada semana, ¡mojitos!

Investigaciones han demostrado que las dietas de más alto nivel de proteína y menos nivel de carbohidratos pueden conducir a pérdidas de peso significativas. Pero, como han descubierto personas que las han probado, estas dietas pueden ser muy difíciles de seguir por más de unas pocas semanas porque comer mucha proteína se vuelve algo aburrido. Y las personas que han seguido dietas de mucha proteína extrañan sus comidas favoritas basadas en granos ricos en carbohidratos, como el pan, el arroz, las tortillas y la pasta.

Más aún, como cardiólogo, no puedo respaldar cualquier dieta que ponga a un lado los vegetales, las frutas, los granos integrales, las semillas y las legumbres que numerosos estudios han asociado con la salud cardiovascular y la prevención potencial de una larga lista de enfermedades, incluyendo la demencia y algunos tipos de cáncer. Tanto la dieta DASH, la cual ha demostrado reducir la presión arterial, y la dieta MIND (una combinación de la dieta DASH y la dieta mediterránea), que al parecer ofrece protección del Alzheimer, incluye muchos alimentos que algunas dietas de bajo contenido de carbohidratos dejan fuera del plato. No puedo imaginar descartar alimentos que han sido tan fuertemente asociados con la buena salud, por lo cual están incluidos en la Mojito Diet.

Además, hemos visto que los planes de dieta que incorporan ciertos tipos de ayuno pueden conducir a una exitosa pérdida de peso, así como a beneficios de salud como la reducción de inflamación y la resistencia a la insulina. Sin embargo, las dietas basadas en el ayuno pueden ser difíciles de seguir porque es duro pasar largos períodos de tiempo sin comer. Es por eso que he creado un plan de ayuno de dieciséis horas inteligente y fácil de seguir —al que me refiero como un "ayuno funcional"— que ofrece los beneficios del ayuno sin las dificultades.

He aquí otro importante obstáculo que mi plan de alimentos elimina. Vivo y practico cardiología preventiva en Miami, donde a la gente le encanta festejar, jugar, bailar y pasar tiempo con su familia y sus amistades. Pedirles que renuncien a las comidas y bebidas que disfrutan, aunque hacerlo les prolongue la vida, es difícil de lograr. Es especialmente difícil convencerlos de eliminar el alcohol, no porque sean alcohólicos, sino porque disfrutan de las bebidas alcohólicas socialmente. Como pueden ver por el nombre de mi dieta, yo no creo que las personas tengan que renunciar al alcohol para perder peso. De hecho, pienso que las ayuda a mantenerse motivadas cuando se considera como una recompensa.

Cuando diseñé mi plan, decidí incluir las cosas que *funcionan*, y dejar fuera las cosas que hacen que las dietas sean difíciles de seguir a largo plazo. La Mojito Diet les da todo lo que necesitan para perder peso debido a que se enfoca en las estrategias que producen resultados y evita los obstáculos que los desalientan.

## Dos semanas para perder peso para siempre

Muy simplemente, mi plan de dieta combina tres estrategias claras que no solo producen pérdida de peso y mejoran la salud del corazón, sino que son suficientemente sencillas para poder implementarlas por el resto de tu vida.

### Semana 1

Durante la Semana 1 de la Mojito Diet, la Eliminación de granos se concentra en dar rienda suelta a las propiedades de adelgazamiento de la proteína. Al seguir el plan de Eliminación de granos, evitarás las comidas que contengan granos, tales como el pan, el arroz, la pasta y las tortillas. No te preocupes, todavía tendrás alimentos fantásticos que podrás comer. He incluido docenas de recetas fáciles para crear fenomenales desayunos, almuerzos, cenas y meriendas libres de granos. Cada día durante la semana de la Eliminación de granos disfrutarás de:

▪ Alimentos altos en proteína —carne, pollo, pescado, huevos, nueces, legumbres, soya y productos lácteos— en cada comida y merienda.

▪ Grasa saludable para el corazón.

▪ Muchas frutas y vegetales durante todo el día, con especial énfasis en productos agrícolas altos en potasio que te ayudan a reducir la presión arterial, tales como bananos, boniato, cítricos, espinaca y muchos otros, ¡incluso papas blancas!

### Semana 2

Durante la Semana 2 de la Mojito Diet, seguirás mi Ayuno limpio de 16 horas, durante el cual ayunarás por períodos de dieciséis horas por tres días no consecutivos. Eliminarás el desayuno tres días de la semana (asegúrate de comer tu última comida antes de las 8 p.m. la noche anterior). Estos ayunos de dieciséis horas son más manejables de lo que parecen, comenzando después de la cena y terminando a la hora del almuerzo al día siguiente. El Ayuno limpio de 16 horas es fácil de seguir y tiene un impacto favorable en la pérdida de peso, la resistencia a la insulina y en la inflamación. Cada día durante la semana del plan de Ayuno limpio de 16 horas, disfrutarás de una amplia variedad de alimentos deliciosos, *más* dos o tres porciones al día de pan, tortillas o cualquier otro alimento de granos integrales. ¡Sí! Regresan los granos saludables.

Alternarás la Semana 1 de Eliminación de granos con la Semana 2 del Ayuno limpio de 16 horas hasta llegar a tu meta de pérdida de peso. Entonces, entrarás en la próxima fase de la Mojito Diet: el Plan de mantenimiento del mojito para toda la vida.

### Mantenimiento

Una vez que alcances tu peso ideal, cambiarás al Plan de mantenimiento del mojito. Para mantener tu figura luego de perder peso, seguirás un plan saludable de alimentos (incluyendo granos) cinco días a la semana, con Eliminación de granos un día a la semana y Ayuno limpio de 16 horas un día a la semana. Es así de simple.

### ¡Además, mojitos!

Ahora, la mejor parte: Dos veces por semana durante la Semana 1 y la Semana 2, y tres veces por semana durante el Plan de mantenimiento del mojito, ¡brindarás por tu éxito premiándote con un refrescante mojito! (O, si prefieres, puedes tomar cualquier otro tipo de bebida alcohólica o reemplazarla con una porción de postre de 200 calorías) Disfruta de mi favorito, el mojito clásico, o escoge entre las otras deliciosas recetas de mojito incluidas en este libro. Si te encanta el refrescante sabor a menta y limón de los mojitos, pero prefieres excluir el alcohol, sírvete un refrescante vaso de mi Agua de mojito (ver la receta en la página 222).

## Un vistazo a la Mojito Diet

### Semana 1: Eliminación de granos

- ▪ ¡Nada de granos! Elimina el pan, la pasta, las tortillas y otros granos por una semana.

- Come alimentos altos en proteína y frutas y vegetales altos en fibra en cada comida y merienda, además de grasas saludables.

- Mide tu comida para aprender las medidas de porciones saludables.

- ¡Prémiate con dos mojitos!

- Toma mucha agua o prepara mi Agua de mojito especial (página 222).

## Semana 2: Ayuno limpio de 16 horas

- En tres días no consecutivos, ayuna por dieciséis horas, eliminando el desayuno por tres días de la semana. (Asegúrate de terminar tu última cena antes de las 8 p.m. de la noche anterior).

- En los días de Ayuno limpio de 16 horas, almuerza y cena como de costumbre.

- ¡Come granos otra vez! Come dos a tres porciones de granos integrales cada día.

- Continúa comiendo alimentos altos en proteína, grasas saludables y frutas y vegetables altos en fibra en cada comida.

- No compenses la falta de desayuno comiendo más en el almuerzo, la merienda o la cena.

- Continúa tomando agua de mojito mientras ayunas para saciarte y eliminar toxinas.

- ¡Prémiate con dos mojitos!

## Semana 3: Repite la Eliminación de granos

## Semana 4: Repite el Ayuno limpio de 16 horas

Después de eso: continúa los ciclos de Eliminación de granos y el Ayuno limpio de 16 horas, semana tras semana, hasta alcanzar tu peso meta. Entonces, pasa al Plan de mantenimiento del mojito.

*El Plan de mantenimiento del mojito:*

- Come una dieta saludable cinco días a la semana.

- Sigue el plan de Eliminación de granos un día a la semana.

- Sigue el Ayuno limpio de 16 horas y elimina el desayuno un día a la semana.

- Añade días extras de Eliminación de granos si empiezas a recuperar peso perdido.

- ¡Prémiate con tres mojitos!

## Por qué la pérdida de peso es tan importante para mí

Si ves la cadena Univision, ya me conoces: soy el corresponsal médico principal de Univision, y el presentador de *Dr. Juan*, un programa de salud de una hora. También soy el cocreador y presentador del programa *Strange Medicine* y he aparecido en otros programas en Univision, así como en la cadena Telemundo. También puedes haberme visto en mi serie de video en línea en WebMD, *My Abuelita Told Me*, o como invitado especial en *Good Morning America*.

Nací y me crie en Puerto Rico, donde tuve una niñez fenomenal, rodeado de una familia sumamente unida y extendida a abuelos, tías y tíos, y primos que eran como hermanos y hermanas para mí. Trabajar duro en mis estudios fue la más alta prioridad de mi familia. En las mentes de mis padres, la única pregunta era si yo iba a ser médico (como quería mi madre, una trabajadora social) o abogado (como mi padre). Cuando ingresé en la Escuela de Medicina de la Universidad de Puerto Rico, todavía no estaba muy seguro de querer ser médico y aunque ya estudiaba asignaturas enfocadas en clase, como Anatomía y Embriología, todavía cuestionaba mi preferencia. Pero mi interés creció cuando empecé a aprender los secretos de la fisiología del cuerpo, y una vez que comencé a realizar rotaciones clínicas y a trabajar directamente con pacientes, me enamoré de la medicina. Soy una persona verdaderamente sociable, y mi parte favorita de ser médico es relacionarme con los pacientes.

Hice mi residencia en medicina interna en la Universidad de Texas, Southwestern Medical Center, en Dallas, y entonces fui aceptado en el prestigioso programa asociado de cardiología en el Hospital Universitario de Johns Hopkins en Baltimore. Comencé en Hopkins con la meta de convertirme en un cardiólogo intervencionista. Esos médicos son considerados los superhéroes de la medicina que dramáticamente salvan las vidas de las víctimas de infartos cardíacos realizando cateterismos de emergencia. Como cardiólogo asociado, ayudé a realizar muchos de esos procedimientos. En un cateterismo de emergencia, insertamos un fino tubo en la arteria femoral en la pierna del paciente y lo guiamos a través del cuerpo hasta el pecho. Usando un globo diminuto, cuidadosamente abrimos el bloqueo en el corazón del paciente, haciendo posible que la sangre oxigenada fluya a través del cuerpo. A veces implantamos un *stent* para evitar que el bloqueo recurra. Realizar con éxito un cateterismo de emergencia es algo asombroso porque puede instantáneamente salvar la vida de pacientes que están a pocos minutos de la muerte. Salvar una vida de esta manera es una experiencia impresionante.

Sin embargo, la emoción que sentí por primera vez en el laboratorio de cateterismo desapareció al darme cuenta de que yo quería más que simplemente rescatar a víctimas de un infarto cardíaco de una muerte inminente. Yo quería ayudar a pacientes, no cuando estuvieran a pocos minutos de morir de una enfermedad del corazón, sino años antes de eso, cuando todavía tenían tiempo de hacer los cambios necesarios en su estilo de vida que protegieran sus corazones y su salud mucho antes de sufrir infartos cardíacos. Yo no quería hacer cateterismos, yo quería *prevenirlos*.

Entonces, decidí convertirme en un cardiólogo preventivo y cambiar mi enfoque, de tratamiento del infarto cardíaco a la prevención de enfermedades del corazón y su detección. Es una decisión que cambió el curso de mi vida y me ayudó a ser quien soy hoy. Y es la razón por la que he escrito este libro. Quiero mostrarte cómo bajar de peso, mejorar tu salud, ¡y que no tengan que hacerte un cateterismo!

Soy cardiólogo e internista con una consulta privada en Miami Beach.

Adoro a mis pacientes, que incluyen ejecutivos de negocios, atletas, líderes políticos y celebridades de Estados Unidos y del resto del mundo. Sin embargo, cuando decidí especializarme en la prevención de enfermedades del corazón, también me puse una meta muy ambiciosa: ayudar al mayor número de personas posible; no sólo a mis propios pacientes, sino a otras personas también.

Mi prioridad número uno cuando se trata de medicina es la prevención, y como me crie estudiando en escuelas jesuitas, estoy motivado por el ideal de servir a los demás. Esa es la razón por la que, cuando se me presentaron oportunidades de conectar con grandes cantidades de personas a través de la televisión y los medios, me tiré de cabeza. Me encanta que la televisión me permite alcanzar a tantas personas. Por ejemplo, en Univision, creé el Reto 28, un plan de dieta de veintiocho días que ayudó a 400.000 televidentes a perder más de un millón de libras, colectivamente, en un mes. Fue la iniciativa comunitaria más exitosa en la historia de Univision. Mi pasión es ayudar a la gente a vivir mejor, más saludable y más feliz.

Con mi trabajo en televisión, así como con mis dos libros *bestsellers* sobre salud y una gran presencia en los medios, he logrado progresar mucho en ayudar a la gente a mejorar su salud del corazón. Ahora, con *La Mojito Diet*, tengo la esperanza de llegar a más personas, especialmente a los millones de americanos que tienen sobrepeso o son obesos.

Mi mensaje es universal. Las enfermedades del corazón, la presión arterial alta y la diabetes afectan a personas de todas las culturas y procedencias. Estas enfermedades son de las causas de muerte más comunes para los americanos, y, sin embargo, son sorprendentemente evitables. Todos pueden dar pasos simples e importantes —como perder peso— que pueden reducir el riesgo de la enfermedad y mejorar la posibilidad de vivir una vida larga y saludable.

Uno de los mejores primeros pasos que puedes tomar para comenzar a bajar de peso es verlo y aceptarlo como una oportunidad increíble, y no un castigo de privación. Puedes ser feliz de estar a dieta porque tiene el potencial de premiarte no solo con una vida más larga, sino con mucha más energía y placer también. Es realmente una celebración de la vida.

Siguiendo la Mojito Diet, puedes perder peso, mejorar tu salud y divertirte mucho en el proceso. Puedes comer los platos que te gustan, y anticipar que premiarás tu progreso celebrando con mojitos. Y cuenta con esto: al emprender tu jornada hacia un peso más saludable y una vida mejor, yo estaré a tu lado a cada paso del camino.

# CAMBIA TU MANERA DE PENSAR SOBRE LA PÉRDIDA DE PESO

Para bajar de peso, no puedes solamente cambiar la manera en que comes o cuánto te mueves. También tienes que cambiar tu manera de *pensar*.

Tienes más probabilidades de bajar de peso y nunca recuperarlo si piensas en la dieta y el ejercicio como increíbles oportunidades de sentirte mejor y estar más saludable, en lugar de como castigos que debes soportar a fin de ponerte ropa de una talla más pequeña. En la primera parte de este libro, te mostraré cómo lograrlo.

En esta sección, revisaremos maneras de cambiar tu manera de pensar sobre la comida, las actividades y la pérdida de peso. Exploraremos algunos de los increíbles beneficios que puedes comenzar a tener días después de comenzar la Mojito Diet. Y te daré algunas estrategias específicas para cambiar tu mentalidad sobre la pérdida de peso y usar los beneficios para producir resultados exitosos.

Te daré también algunas ideas fenomenales sobre cómo cambiar tu manera de pensar acerca de la aptitud física. Si no has disfrutado ejercicios anteriormente, ¡prepárate para empezar a divertirte!

La Mojito Diet ve la dieta y el ejercicio de una manera totalmente nueva. No tiene que ser algo aburrido ni una tarea. ¡Quiero que te diviertas mientras bajas de peso!

# 1

## ¿Por qué molestarse en bajar de peso?

*Quiero comenzar este libro* diciéndote algo muy importante: no tienes que ser delgado para ser sexy.

Vivo en Miami, que se enorgullece de ser una ciudad sexy llena de gente atractiva, un lugar cálido con playas frescas y una espectacular vida nocturna. La gente en Miami acoge este ambiente sensual. Lo notas por la forma en que se visten, la manera en que bailan, cómo se mueven incluso cuando caminan por la calle o hacen diligencias. Deberías ver a la gente en los juegos del equipo Miami Heat: ¡es como estar en un desfile de modas! Los fans de Miami se visten como si fueran ellos, y no los jugadores de baloncesto, las estrellas del espectáculo. Admito que soy un tanto parcial al respecto, pero pienso que los miamenses son de las personas más hermosas del mundo, no importa su talla. Su belleza viene de su sentido de seguridad, su estilo y su carácter juguetón, su cordialidad y amabilidad y su manera abierta de presentarse ante el mundo, disfrutando de los placeres de la vida, y su renuencia a tomarse demasiado en serio.

Desde el punto de vista de las apariencias, no me importa cuál sea tu talla. Puedes ser bello, sentirte seguro de ti mismo y ser sexy con cualquier peso. Puedes ser un increíble cónyuge, padre, amigo, vecino o empleado, no importa cuál sea tu figura. Si solo importara el número en la balanza o la talla de tu ropa, te diría que no te preocupes por lo que pesas, porque la belleza viene en todas las figuras y tamaños.

Pero, desafortunadamente, el peso no sólo tiene que ver con los números. El peso y la salud están intrínsecamente vinculados. Aunque es posible que personas con sobrepeso u obesas sean saludables, tienes mucha más probabilidad de sufrir una larga lista de problemas de salud si tienes peso excesivo, y es mucho más probable que tengas un mejor estado de salud si estás cerca de tu peso normal. Puedes ser atractivo si pesas mucho, pero desafortunadamente, puedes no ser muy saludable.

Por eso, si tienes sobrepeso o eres obeso, quiero que trates de bajar de peso.

Yo sé. No es fácil. Probablemente has tratado de perder peso antes. Tal vez lo intentaste muchas veces. Quizás lo has logrado, pero recuperaste el peso. O acaso esta sea la primera vez que lo vas a hacer. Tu historia no importa; lo que sí importa es que tienes este libro. Estás dispuesto a tratar de bajar de peso. Estás listo para empezar a seguir un plan de alimentos y de actividades que te acerque más a una buena salud.

No te imaginas lo orgulloso que estoy de ti por dar este paso.

Bajar de peso es difícil; si fuera simple, no habría tanta gente con sobrepeso u obesa, y los libros de dieta no serían tan populares. Pero, aunque no sea fácil, es algo que se puede hacer. Es posible perder libras extras y moverte hacia un estado más saludable. Lo puedes lograr.

Las personas que exitosamente han perdido peso y se han mantenido sin recuperarlo tienen varias cosas en común. Siguen una dieta que incluye alimentos saludables que sus cuerpos necesitan, así como muchas de sus comidas favoritas. Un plan de dieta que les eleva el placer de comer mientras reduce la cantidad de comida (y la cantidad de alimentos no saludables). Los que han logrado bajar de peso también buscan la manera de hacer que sus actividades físicas sean una parte placentera de su vida diaria. Ellos no se obligan a hacer ejercicios que no les gustan. Más bien, identifican actividades que les encantan y las incluyen en sus horarios de una manera que les traiga alegría y satisfacción. Y se premian por su trabajo duro. Personalmente, he probado muchas actividades físicas diferentes a lo largo de mi vida, incluyendo levantamiento de pesas, correr maratones, boxeo, locas rutinas de ejercicios y Pilates. Cambio las actividades que hago sin miedo a probar cosas nuevas, aunque he aprendido (a la mala) a no tomarlo muy en serio, como lo hice cuando boxeaba y me fracturé la muñeca y una costilla practicando. ¡Ahora nada más practico en el saco de boxeo porque no devuelve el golpe!

## Cinco razones para perder peso

Al seguir la Mojito Diet, comerás platos que te gustan, practicarás actividades que disfrutas y te acercarás más a un peso saludable. Pero antes de empezar a entrar en detalles acerca de los varios elementos de la Mojito Diet, es importante conocer las razones esenciales relacionadas con la salud para comprometerse a bajar de peso. Si no crees verdaderamente que bajar de peso es importante, vas a tener menos probabilidades de lograrlo. Entender y acoger los beneficios de salud de bajar de peso puede facilitar que te mantengas comprometido a cumplir tus metas.

Como mencioné antes, no quiero que bajes de peso simplemente por lucir bien, porque pienso que personas de todas las figuras y tallas pueden ser sexy y bellas. Quiero que te deshagas de esas libras extras para que estés más saludable y vivas más tiempo, tengas un corazón más fuerte y tengas la resistencia física necesaria para hacer las actividades que disfrutas y tal vez tomar menos medicamentos. Cuando estás evaluando las opciones para perder peso —opciones que a veces son desafiantes o difíciles— quiero que puedas pensar en los beneficios que recibirá tu salud.

He visto personas tratando de perder peso para que les sirvan los *jeans* que usaron en la escuela secundaria o el bikini que usaron en su luna de miel. Esas son metas divertidas, pero por lo que he notado en mis pacientes, no son suficientemente convincentes para evitar que te comas un pedazo grande de torta, o un segundo plato de chiles rellenos. Pensar en las maneras en que decir "no, gracias" a la torta o a segundas vueltas será beneficioso para tu salud es, en mi experiencia, una motivación mucho mayor.

Y así, en este capítulo, veamos las respuestas a la pregunta de por qué siquiera debes molestarte en perder peso, mejorar tu dieta y ser más activo. Se trata de tu salud, no de cómo luces. Entender el porqué de la pérdida de peso puede ayudar a motivarte hacia tu éxito a largo plazo, y a perder esas libras extras, además de reducir el riesgo de muchas de las causas más comunes de muerte y discapacidades.

### Razón #1: Un menor riesgo de enfermedades del corazón

Oye, como soy un cardiólogo, por supuesto que voy a empezar por hablar de la salud del corazón. ¿Qué otra cosa se puede esperar de mí?

El corazón es un músculo que bombea sangre por todo el cuerpo. Es un órgano realmente increíble. Comienza a latir antes de que naces y continúa trabajando sin parar hasta que te mueres. Nunca toma un descanso. Si tienes la suerte de vivir hasta la edad de, digamos, ochenta años, tu corazón habrá latido más de tres mil millones de veces. Cuando tu corazón late, la sangre fluye hacia el corazón y entonces viaja a los pulmones, donde obtiene oxígeno y desecha dióxido de carbono. La sangre oxigenada entonces viaja a través de tu cuerpo, donde los vasos sanguíneos la entregan a tus órganos, tejidos y células. Cuando tu corazón deja de latir, la muerte ocurre en cuestión de minutos.

Desafortunadamente, muchas personas desarrollan diferentes tipos de enfermedades del corazón y de los vasos sanguíneos, llamadas enfermedades cardiovasculares o simplemente cardiopatías. La cardiopatía es un problema masivo de salud en los Estados Unidos y en el resto del mudo. Es la causa número uno de muerte en los Estados Unidos, produciendo la muerte a más de 800.000 personas al año. También le causa un enorme dolor y sufrimiento a pacientes y familiares.

Hay muchos factores que influyen en si sufrirás una cardiopatía y, en el caso de que la padezcas, si va a conducirte a una muerte temprana. Por ejemplo, ciertos factores genéticos juegan un papel en la cardiopatía. Pero, en general, el riesgo de desarrollar la mayoría de los tipos de enfermedades cardiovasculares está influenciado fuertemente por las elecciones diarias que hacemos en cuanto a nuestro estilo de vida —si fumamos, cuánto comemos, qué tipos de alimentos comemos, si somos activos y si damos pasos para prevenir o manejar la hipertensión, el control del colesterol y el nivel de azúcar en la sangre—.

Para mí, la mayor tragedia de la cardiopatía es lo prevenible que es. Estudios han revelado que al menos la mitad de las muertes por enfermedades del corazón son prevenibles. ¡La mitad! Y más increíble aún es que las maneras en que pueden evitarse son bastante simples: no mediante grandes intervenciones médicas, sino mediante cambios en el estilo de vida diario de la gente, tales como bajar de peso, hacer ejercicio y no fumar. Piensa en eso un minuto: simplemente haciendo elecciones diferentes en el diario vivir podríamos prevenir hasta 400.000 muertes prematuras en los Estados Unidos *cada año*. ¡Imagínalo! Podríamos salvar las vidas de 400.000 esposos, esposas, hermanos, abuelos y amigos cada año con tomar simples decisiones sobre estilo de vida como las que se recomiendan en este libro.

### Razón #2: Mejor presión arterial

Llevar tu presión arterial a un mejor nivel es otra razón para bajar de peso si tienes sobrepeso o eres obeso. Padecer de presión arterial alta, también conocido como hipertensión, no es bueno porque aumenta el riesgo de padecer una enfermedad cardiovascular y sufrir una apoplejía, dos de las principales causas de muerte en los Estados Unidos. Aproximadamente setenta y cinco millones de adultos en los Estados Unidos —algo como una de cada tres personas— padecen de presión arterial elevada. Unos setenta y cinco millones de personas adicionales tienen prehipertensión, lo cual significa que su presión arterial es más alta de lo que debe ser, pero no lo suficientemente alta para recibir un diagnóstico de alta presión arterial todavía.

He aquí lo que significa tener la presión arterial alta: cuando tu corazón bombea, la sangre viaja a través de vasos sanguíneos por todo el cuerpo. La presión arterial es la fuerza que la sangre ejerce contra las paredes de los vasos sanguíneos. Si esa fuerza es demasiado alta, existe una condición de presión arterial alta.

Puedes ayudar a bajar tu presión arterial haciendo algunos cambios importantes: dejar de fumar, reducir o eliminar el alcohol si tomas mucho, comer una dieta más saludable (como la Mojito Diet) que incluya menos sodio y más potasio, ser más activo y bajar de peso. Tú médico puede recomendar que tomes un medicamento para la presión arterial. Si es así, asegúrate de tomarlo tal como sea recetado.

Debido a que la presión arterial alta es un problema tan prevalente, he diseñado la Mojito Diet teniendo muy en mente la prevención de la presión arterial alta. Hablaremos más de esto en el capítulo 9, pero por ahora, es importante que sepas que muchas de las recomendaciones nutricionales de la Mojito Diet están basadas en lo que hemos aprendido de la ciencia detrás de la dieta DASH. Siguiendo mi plan de alimentación, puedes bajar de peso y reducir tu presión arterial también.

### Razón #3: Reducir el azúcar en la sangre

La tercera razón muy importante para perder peso si tienes sobrepeso o estás obeso es que puede ayudar a mejorar tus niveles de azúcar en la sangre y disminuir el riesgo de desarrollar diabetes tipo 2 o prediabetes.

La diabetes tipo 2 es una enfermedad seria. Es también bastante prevalente: más de treinta millones de americanos la padecen, alrededor del diez por ciento de la población general. En los americanos mayores de sesenta y cinco años, alrededor del veinticinco por ciento padece diabetes tipo 2. Solía considerarse una enfermedad propia de la vejez, pero según ha crecido la epidemia de la obesidad, la han contraído números alarmantes de jóvenes adultos, adolescentes e incluso niños.

Hay otros tipos de diabetes, como la diabetes tipo 1 y la diabetes gestacional, que ocurre durante el embarazo. Pero quiero concentrarme aquí en la diabetes tipo 2 porque es el tipo más común de diabetes, y es la versión de la enfermedad que está más cercanamente vinculada al exceso de peso. Es más, ochenta por ciento de las personas que padecen de diabetes tienen sobrepeso o son obesos.

Pienso mucho en la diabetes tipo 2 porque afecta directamente a mi familia. Mis padres padecen de diabetes; de hecho, diagnostiqué a mi propia madre a principios de mi carrera. Ella vino a mi nueva consulta de cardiología, muy orgullosa de su hijo, muy emocionada porque yo le estaba haciendo un chequeo completo. Pero cuando le hice la prueba de HbA1C, que mide los niveles promedio del azúcar en la sangre en los meses recientes, descubrí que el suyo era de trece por ciento, mucho más alto que el nivel óptimo de 5,7%.

Lamentablemente, yo también soy propenso a tener un alto nivel de azúcar en la sangre, lo cual es una de las razones por las que el ejercicio y una dieta saludable sean tan importantes para mí. Como bastante bien, pero tengo que admitir que Tiendo hacia el dulce. Pueden incluso considerarme adicto al azúcar, aunque en los últimos cinco o seis años lo he mantenido bajo control. Hace años, el azúcar tenía cierto poder sobre mí. Si iba a cenar a un restaurante, ¡escogía el lugar basado en su menú de postres! Cuando era un asociado de cardiología en Johns Hopkins, vivía a tres cuadras de una heladería fenomenal, y me comía un helado casi todos los días. Ahora, lo como tal vez una vez al año. Quiero mantener un nivel saludable de azúcar en la sangre.

Ese énfasis en el azúcar es algo muy cultural en la comunidad hispana. Durante mi infancia en Puerto Rico, mi familia servía postres todas las noches; a menudo había diferentes opciones. Mi padre no se levantaba de la mesa a menos que se hubieran servido los postres. Muchos de mis platos favoritos en la comida latina tienen muchos carbohidratos, lo cual no es bueno para el azúcar en la sangre. Ahora estoy súper consciente del contenido de azúcar en los alimentos, y la evito cuando es posible. Sólo como postre en ocasiones especiales, y he reducido en general mi ingestión de carbohidratos, reduciendo el pan, el arroz y otros granos en mi dieta. Chequeo mi propio HbA1C regularmente; si no soy cuidadoso con lo que como o no hago mis ejercicios, mi nivel de azúcar comienza a elevarse hacia el nivel prediabético. Incluso, continúo mis ejercicios en mis vacaciones, porque si no los hago, tiendo a aumentar unas cinco libras por todas esas salidas a restaurantes. Para mí, un aumento de peso de cinco libras es suficiente para aumentar significativamente el nivel de azúcar en mi sangre. Por suerte, disfruto del ejercicio, que tiene un impacto muy positivo en el nivel azúcar en la sangre, como discutiremos en el capítulo 4.

En las personas con diabetes tipo 2, los niveles de glucosa (azúcar en la sangre) se elevan mucho. He aquí cómo ocurre: cuando uno ingiere alimentos, el cuerpo los descompone para poder usarlos. La insulina, una hormona producida por el páncreas, mueve la glucosa en los alimentos de la sangre hacia las células, donde se usa para la energía. Si el páncreas no produce suficiente insulina —que es lo que ocurre en las personas con diabetes— o si el cuerpo no usa la insulina apropiadamente, la glucosa se queda en la sangre en lugar de moverse hacia las células. Las personas que tienen sobrepeso o están obesas pueden volverse resistentes a la insulina, lo que significa que a sus células se les dificulta recibir el azúcar de la sangre, permitiendo que demasiada cantidad permanezca en la sangre.

Tener mucha glucosa en la sangre puede causar daño a muchas partes del cuerpo, incluyendo el corazón, los vasos sanguíneos, los nervios, los riñones, los ojos, los pies y los órganos sexuales. El daño a los nervios producido por la diabetes, que se conoce como neuropatía diabética, es un asunto serio: puede causar dolor, mareos, debilidad, dificultades gastrointestinales, disfunción sexual y otros problemas de salud. Tristemente, también puede conducir a amputaciones de pies o piernas en casos extremos.

Puedes estar en riesgo, aunque no seas una de las más de treinta millones de personas en los Estados Unidos que padece de diabetes tipo 2. Una cantidad enorme de personas —ochenta y cuatro millones de americanos, o una de cada tres personas— padece de una condición conocida como prediabetes. Con prediabetes, el azúcar en la sangre está más alta de lo que debe estar, aunque no lo suficientemente alta para considerarse diabetes. Si padeces de prediabetes, hay una buena probabilidad de que, a menos que hagas cambios importantes en tu vida, desarrolles diabetes tipo 2 dentro de pocos años. Tener prediabetes también eleva el riesgo de una enfermedad del corazón.

Así que esa es la mala noticia acerca de la diabetes tipo 2.

La buena noticia es que, si tienes diabetes tipo 2 o prediabetes, o si estás en riesgo de desarrollarlas, puedes dar tres pasos importantes para reducir el azúcar en la sangre y mejorar tu salud: bajar de peso, ser más activo y comer una dieta más saludable.

Estudios han revelado que la pérdida de peso resultante de comer alimentos saludables y hacer ejercicio puede tener un impacto increíble en tu probabilidad de contraer diabetes tipo 2. De hecho, un gran estudio conocido como Programa de Prevención de Diabetes (DPP, por sus siglas en inglés), que observó cambios en la conducta en personas con prediabetes, encontró que bajar de peso mediante una dieta y ejercicio redujo el riesgo de contraer diabetes en un cincuenta y ocho por ciento. ¡Este es un descubrimiento increíble! Y lo que es igualmente emocionante es que el estudio reveló que incluso pequeñas reducciones de peso pueden tener un impacto: perder solo cinco a siete por ciento de tu peso corporal puede reducir el riesgo de contraer diabetes tipo 2. En otras palabras, si pesas doscientas libras, puedes hacer una diferencia perdiendo sólo de diez a catorce libras. Cuando las personas con diabetes tipo 2 pierden peso, pueden reducir su necesidad de medicamentos para la diabetes. Algunos estudios han incluso sugerido que la diabetes tipo 2 puede ser reversible mediante la pérdida de peso. He aquí otro notable descubrimiento del estudio de Programa de Prevención de Diabetes: bajar de peso y hacer ejercicio tuvieron mejores resultados en la prevención de la diabetes tipo 2 que tomar el medicamento metformin. Así es: cambios en el estilo de vida como los que recomiendo en la Mojito Diet resultaron más efectivos en reducir el riesgo de diabetes tipo 2 que una medicina para la diabetes. Si eso no te convence de que bajar de peso y ser más activo ofrece protección contra la diabetes tipo 2, no sé qué lo hará.

Bajar de peso y ser más activo ayuda al cuerpo a usar insulina con mayor efectividad. No solo ayuda a reducir el azúcar en la sangre, sino que también reduce la presión arterial, mejora los niveles de colesterol y tiene un impacto positivo en otros factores de riesgo de diabetes. Definitivamente es una situación en la que todos ganan.

Si estás en riesgo de contraer diabetes tipo 2, o si padeces de prediabetes, no tienes que rendirte y aceptarlo. Puedes tomar control de tu salud y reducir el riesgo mejorando tu dieta y bajando de peso. Puedes hacer todas estas cosas simplemente siguiendo la Mojito Diet.

### Razón #4: Reducir el riesgo de cáncer

Después de las enfermedades del corazón, el cáncer es la segunda causa más común de muerte en los Estados Unidos. No todos los tipos de cáncer están vinculados al exceso de peso, pero algunos sí lo están, incluyendo el cáncer del seno posmenopáusico y los cánceres del colon y el recto (denominado cáncer colorrectal), del endometrio (membrana del útero), del esófago, del estómago, del hígado, del páncreas, de la vesícula y del riñón.

Los investigadores no entienden completamente por qué el riesgo de cáncer aumenta en personas que tienen sobrepeso o son obesas. Creen que las células de grasa pueden expulsar hormonas que ayudan a las células del cáncer a crecer; mientras más células de grasa tenga una persona, más hormonas se expulsan que alimentan el cáncer, según esa teoría. Los investigadores también saben que las personas obesas tienden a tener más altos niveles de inflamación crónica en todo el cuerpo, lo cual, con el tiempo, puede dañar las células. Además, existe evidencia de que una dieta que contiene muchos alimentos procesados y bajos niveles de alimentos saludables como las frutas y los vegetales se asocia con ciertos tipos de cáncer.

Si te preocupa contraer cáncer —y, de veras, ¿a quién no?— estarás en buenas manos con la Mojito Diet. Siguiendo mi plan de alimentación comerás muchos de los tipos de alimentos que te ayudan a reducir el riesgo de algunos tipos de cáncer. Tomemos el cáncer colorrectal, por ejemplo. Muchos estudios han revelado que comer una dieta alta en fibra que incluya un arco iris de frutas y vegetales —como la Mojito Diet— puede ayudar a reducir el riesgo de cáncer colorrectal. Bajar de peso también ofrece protección contra el cáncer colorrectal, al igual que comer nueces, grasas saludables, pescado grasoso como el salmón, y reemplazar los granos y panes "blancos" procesados con granos integrales, y reducir el consumo de carne roja.

### Razón #5: Mejor salud general

Bajar de peso puede reducir significativamente el riesgo de contraer una enfermedad del corazón, hipertensión, diabetes tipo 2 y cáncer, nuestras mayores causas de muerte y discapacidad. Pero hay muchas otras razones relacionadas con la salud para perder peso también. Si tienes sobrepeso o eres obeso, perder algunas de esas libras de más puede beneficiar a casi todos los sistemas de tu cuerpo.

Por ejemplo, si tienes dolor en las articulaciones, bajar de peso puede ayudarte a reducir el dolor quitándole presión a las articulaciones. Si tienes problemas para dormir bien debido a una obstrucción del sueño por causa de una apnea, bajar de peso puede conducir a un mejor descanso toda la noche. Y si tu peso interfiere con tu desempeño sexual, eliminar unas libras de más puede permitirte divertirte más en la cama. La lista de los beneficios es realmente interminable. Algunas condiciones de salud, entre tantas otras, que pueden mejorar con la pérdida de peso incluyen el asma, el dolor de espalda, la enfermedad crónica del riñón, el riesgo de demencia, la depresión, los cálculos biliares, las enfermedades de la vesícula, problemas gastrointestinales, la gota, la infertilidad, el insomnio, el dolor en las articulaciones, los dolores en las piernas y en los pies, la poca energía, el bajo libido, la enfermedad del hígado graso no alcohólico, la apnea, la osteoartritis y las complicaciones del embarazo como la diabetes gestacional, la preeclampsia, la cesárea, el nacimiento prematuro y los defectos de tubo neural en el cerebro y la espina dorsal del bebé.

## SABIDURÍA DEL DR. JUAN

# ENFRENTA EL HISTORIAL MÉDICO DE TU FAMILIA

La hipertensión a menudo circula en la familia y tiene al parecer un componente genético. Sin embargo, como le digo frecuentemente a mis pacientes, simplemente porque haya presión alta en tu familia no significa que estás destinado a padecerla tú también. Tienes más control sobre la presión alta que lo que te imaginas.

Puedes ayudar a prevenir la presión alta —o ayudar a bajarla si ya está elevada— con cambios a tu estilo de vida tales como bajar de peso, hacer ejercicio, comer mejor, dejar de fumar y reducir la cantidad de alcohol que ingieres si bebes en exceso. He visto a pacientes reducir significativamente la presión arterial luego de incorporar estos cambios en sus vidas; algunos incluso disminuyen o eliminan la necesidad de tomar medicinas para la presión alta.

## Una nueva mentalidad para bajar de peso

Quiero que tengas en cuenta todos estos beneficios de salud al comenzar la Mojito Diet. Tienes tanto que ganar bajando de peso. Pero escucha: sé que simplemente estar consciente de las ventajas de salud en la pérdida de peso no necesariamente es suficiente para motivarte a cambiar tu dieta y ser más activo. Tristemente, he visto a personas que han seguido fumando, siendo inactivos o comiendo alimentos no saludables después de haber sufrido un infarto cardíaco. Increíble pero cierto. Uno pensaría que un infarto serviría como la motivación necesaria para bajar de peso o hacer otros cambios importantes en el estilo de vida. Pero para algunas personas, incluso haber estado a un paso de la muerte no resulta suficiente incentivo.

Observando y aprendiendo de las personas que sí logran hacer cambios cruciales en la salud, he descubierto una lección importante: para lograr importantes cambios en la conducta de salud, tales como la pérdida de peso a largo plazo, no sólo tienes que alterar lo que comes y cómo te mueves. Tienes que transformar tu manera de pensar acerca de la alimentación, la actividad y la salud en general. Cambiar tu manera de pensar es tan importante como cambiar tus patrones de comer y hacer ejercicio.

Adaptar la manera de pensar puede parecer difícil, pero es en realidad más simple de lo que imaginas. De hecho, a los psicólogos se les han ocurrido algunas ingeniosas maneras de ayudar a la gente a aprender a reestructurar los patrones de pensamientos negativos que pueden interferir con el logro de importantes metas de la vida, como es el bajar de peso. Es por ello que en el próximo capítulo voy a presentarte algunas maneras de pensar sobre la pérdida de peso, comer saludable y ser activo, así como importantes sugerencias para superar tus obstáculos emocionales. Usando estas estrategias, puedes comenzar a cambiar algunos hábitos de pensar que acaso te hayan impedido perder peso en el pasado, y desarrollar patrones de pensamiento que puedan encaminarte hacia tu futura pérdida de peso exitosa.

# TESTIMONIO DE ÉXITO DE LA MOJITO DIET: **LESLIE**

## Perder peso luego de dar a luz

Leslie quería perder algún peso extra después de dar a luz a su tercer hijo. Aunque hacía ejercicio, el peso de más se resistía a desaparecer. "Necesitaba recuperar mi forma", dice Leslie, de cuarenta años, periodista y directora de una revista. "Hacía ejercicio alrededor de cuatro veces a la semana, pero no era suficiente".

Cuando le mencioné a Leslie la Mojito Diet, se mostró renuente a probarla. "No soy el tipo de mujer que se obsesiona con su peso. ¡Y ponerme a dieta para mí sería una decisión importante porque me encanta comer!". Pero Leslie echó un vistazo a la Mojito Diet y decidió darle una oportunidad porque tenía sentido para ella.

Leslie comenzó a bajar de peso enseguida. Y tuvo otros cambios también. "Me sentía hinchada todo el tiempo, y eso ha mejorado mucho ahora", dice Leslie. En seis semanas, Leslie ha bajado nueve libras y dos pulgadas de cintura.

"Me queda mucho mejor la ropa ahora; ¡no se me desborda el vientre sobre los *jeans*!", dice Leslie. "Y, además, no siento tanto calor, y ni hablar de cómo mi esposo me mira de manera diferente".

A Leslie le gustó que seguir la Mojito Diet no fuera un "desgarro", y que no se sintió restringida. "Estaba comiendo, y nunca sentí hambre ni siquiera un minuto", dice. "Estoy tan contenta de haber tenido la oportunidad de probar esta dieta porque ya me ha cambiado la silueta y la forma. ¡Y es tan fácil que no voy a dejar de seguirla!".

# 2

～～～

# Cambia tu mentalidad sobre la pérdida de peso

**Vi *mucho remordimiento*** durante mi entrenamiento médico de cardiología.

Como asociado de cardiología en el hospital Johns Hopkins, trabajé con muchos pacientes que habían sufrido infartos. Con frecuencia eran llevados de prisa al hospital con un dolor enorme causado por bloqueos en el corazón. Mis compañeros médicos y yo realizamos cateterismos de emergencia con la esperanza de abrir sus bloqueos y permitir que la sangre fluyera otra vez libremente. Los pacientes dichosos sobrevivieron, pero otros no. El daño a sus corazones había sido demasiado severo, y no había nada que pudiéramos hacer para salvarlos.

Cuando visitaba a estos pacientes después de sus procedimientos, a menudo me contaban historias llenas de desesperanza. Se mostraban arrepentidos de las decisiones tomadas que podían haber contribuido a sus ataques al corazón. Yo sería un hombre muy rico si hubiera recibido un dólar por cada vez que uno de esos pacientes dijo: "¡Debí haber dejado de fumar años atrás!" o "¡Debí haber hecho más ejercicio!" o "¡Debí haber perdido peso!".

El remordimiento es una emoción dolorosa que causa inmenso sentido de culpa y vergüenza. Cuando estás tendido en una cama de hospital después de haber sufrido un infarto cardiaco, no puedes retroceder al pasado y cambiar tus actos. Los programas de rehabilitación cardiaca logran maravillas con aquellos pacientes dispuestos a trabajar para mejorar su salud, pero nada puede borrar un infarto.

Las historias de remordimiento de pacientes cardiacos fue una de las razones por las que decidí cambiar a cardiólogo preventivo y escribir este libro. Quería mostrarle a la gente cómo hacer cambios que la ayudaran a evitar ataques al corazón, a no tener que hospitalizarse y a salvarse de los sentimientos devastadores de remordimiento que atormentan a las víctimas de infartos cardiacos. En mi experiencia, el remordimiento que esta gente siente es a menudo más doloroso que los mismos ataques al corazón.

Por eso, con el recuerdo de esos pacientes en mente, estoy resuelto a ayudarte a evitar ese destino.

## Más allá de las metas

He aquí una importante lección que aprendí. Simplemente decirle a la gente lo que debe o no hacer usualmente no es suficiente. La mayoría de los pacientes cardiacos que manifestaban tanto remordimiento cuando estaban en la unidad de cuidados intensivos tras los procedimientos de emergencia sabían lo que tenían que haber hecho para evitar una cardiopatía. Pero no lo hicieron. No dejaron de fumar, no bajaron de peso, no comieron alimentos saludables ni comenzaron a hacer ejercicio.

Para muchos de ellos, parte de su problema era que, aunque sabían lo que debían hacer —bajar de peso, por ejemplo— no sabían exactamente cómo hacerlo. Pueden haber tenido una meta, pero no un plan. Por ejemplo, una mujer me dijo que no hacía ejercicio porque la única vez que había tratado de salir a correr le faltó mucho el aire y nunca más trató de hacerlo. Desafortunadamente, no se dio cuenta de que caminar habría sido una mejor actividad para ella.

Otro paciente me dijo que le gustaría perder peso, pero que sentía que no comer las comidas tradicionales que le cocinaba su esposa habría sido un insulto para ella. Puedo identificarme con esa historia. Mi abuela era una excelente cocinera. ¡Su comida era deliciosa, algo fuera de este mundo! Pero para hacerla feliz y demostrar que apreciaba su comida, había que comerse todo lo que había en el plato y repetir. Eso le ponía una sonrisa en la cara a mi abuela, pero ponía también una cantidad enorme de comida (y calorías) en nuestros vientres.

Parte de la solución de estos desafíos es escoger un plan para bajar de peso como la Mojito Diet, que incluye comidas que te gustan en una dieta saludable que te guía a escoger actividades de aptitud física que disfrutas, como bailar o participar en caminatas con amigos. Pero es más que eso.

Para aumentar tus probabilidades de bajar de peso y no recuperarlo nunca más, tienes que hacer más que simplemente ajustar tu dieta y tu nivel de actividades.

Tienes que cambiar tu manera de pensar.

Tu actitud mental es realmente importante. Lo he visto muchas veces con mis pacientes: los que tienen más éxito bajando de peso son los que tienen una mentalidad positiva sobre la pérdida de peso, en lugar de una mentalidad negativa.

No hay duda en mi mente de que pensar negativamente sobre la pérdida de peso frena a la gente, y pensar positivamente los impulsa hacia delante. Es por eso que te voy a ayudar a reajustar tus pensamientos negativos para que puedas pensar sobre la dieta y la pérdida de peso de una manera más positiva, constructiva y optimista.

En lugar de pensar que un plan para perder peso es un castigo severo, quiero que pienses que es una increíble oportunidad para sentirte mejor y mejorar tu salud.

En vez de pensar que comer una dieta saludable es una privación fastidiosa, quiero que pienses que es una oportunidad emocionante para experimentar con nuevos alimentos y sabores, y redescubrir lo delicioso que puede ser un plato de comida sin tanta sal ni azúcar.

En lugar de pensar en el ejercicio como una tarea horrible, quiero que pienses como si fuera una manera placentera de vigorizar tu cuerpo, socializar con amigos y sentirte más joven que lo que te has sentido en años.

En vez de sentir miedo de comenzar esta dieta, ¡quiero que te sientas entusiasmado!

Está bien, está bien. Sé lo que probablemente estás pensando. "Dr. Juan, todo esto suena muy bien. ¿Pero cómo voy a cambiar mi manera de pensar sobre dietas, ejercicio y bajar de peso?". Eso es lo que vamos a discutir en este capítulo.

## Crear una mentalidad más útil

Los psicólogos han aprendido mucho últimamente sobre cómo ayudar a la gente a reestructurar su autoconversación negativa a fin de ayudar a mirar las cosas de una manera más beneficiosa. Ellos han identificado un proceso de tres pasos que puedes usar para identificar y reestructurar esos pensamientos negativos que interfieren con tu capacidad de cumplir con tus metas.

En otras palabras, luego de ajustar tu mentalidad, puedes con más facilidad lograr bajar de peso (o cualquier otra meta que tengas). Eso es cierto porque nuestros pensamientos pueden tener un gran impacto en nuestras decisiones, las cuales a su vez pueden tener un gran impacto en nuestra salud. Cambiando tu manera de pensar puedes cambiar lo que haces. Teniendo una perspectiva más positiva acerca de la manera en que comes, te mueves y pierdes peso, puedes tomar mejores decisiones que beneficien tu peso y tu salud.

Todo se reduce a esto: si piensas que el plan de bajar de peso es un castigo, es menos probable que lo logres. Pero si cambias tu mentalidad y lo ves como una increíble oportunidad que por suerte tienes, estarás encaminado al éxito.

Cambiar tu manera de pensar sobre la pérdida de peso es más fácil si sigues este plan de tres pasos.

### Primer paso: Identifica tus pensamientos negativos automáticos sobre comer sano, el ejercicio y la pérdida de peso

Los pensamientos automáticos son los que surgen en tu mente de una manera reactiva e inconsciente. La mayoría de nosotros no estamos conscientes de nuestros pensamientos automáticos. Nos resultan tan familiares que los aceptamos como un hecho y no se nos ocurre cuestionarlos. Pensamos que son verdaderos y no una opinión. Nuestros pensamientos automáticos pueden ser influenciados por muchas cosas, incluyendo nuestra familia, amigos, valores culturales, experiencias de la vida, antecedentes religiosos, educación y los medios.

Es bueno estar consciente de los pensamientos porque pueden tener mucho poder sobre uno. Los pensamientos automáticos pueden provocar sentimientos que te inspiran (tal como la felicidad, el entusiasmo, la emoción) o te desafían (el estrés, la ansiedad, la tristeza, la ira y el odio a ti mismo). Pueden también impactar en tus acciones y guiar tus decisiones. Aunque en este libro estamos hablando de los pensamientos automáticos relacionados con la dieta, el ejercicio y la pérdida de peso, nuestras reacciones inconscientes y pensamientos automáticos impactan en cada aspecto de nuestras vidas, desde nuestras relaciones hasta nuestras carreras.

Desafortunadamente, nuestros pensamientos automáticos no siempre son útiles. A menudo ni siquiera son acertados, y pueden incluso ser bastante negativos y destructivos. Esta vertiente de autoconversación negativa puede ser como una estación de radio transmitiendo en la parte de atrás de tu mente, repitiendo pensamientos dañinos una y otra y otra vez. Los pensamientos negativos automáticos pueden hacer mucho daño si interfieren con tu capacidad de cuidarte y tomar decisiones saludables. En algunos casos, pueden incluso contribuir a condiciones de salud mental, tales como la depresión y la ansiedad.

He aquí un ejemplo de autoconversación negativa que es común entre la gente con sobrepeso u obesa. Cuando suben a la balanza y ven que su peso ha aumentado, su primer pensamiento es, "¡Soy un cerdo!" o "¡Soy un fracaso!". Nosotros nunca le hablaríamos a amigos y familiares de esa manera y, sin embargo, nos decimos cosas como esas todo el tiempo.

No estamos condenados a nuestros pensamientos automáticos negativos. Podemos tomar control sobre ellos y reestructurarlos de una manera que nos ayude a quitarles el poder dañino. Pero antes de reestructurarlos tenemos que identificarlos.

La mejor manera de hacer esto es pasar algo de tiempo escuchándote pensar. Presta mucha atención a tu autoconversación y a tus pensamientos automáticos cuando haces algo relacionado con tu peso: comer, hacer ejercicio, pesarte e incluso leer este libro. Cada vez que notes un pensamiento negativo automático, anótalo en un cuaderno, o en un documento en tu teléfono o computadora. Mantener un registro de tus pensamientos negativos automáticos es importante porque vamos a regresar a ellos en los próximos dos pasos.

Según te prepares para identificar tus pensamientos negativos automáticos, es bueno estar atento a los siguientes patrones de pensamiento:

*Pensamientos de todo o nada:* Juzgarte o juzgar tus acciones como completamente efectivas o completamente inútiles. Puedes incurrir en pensamientos de todo o nada (también conocido como pensamiento blanco y negro) si crees que a menos que puedas perder *todo* tu peso excesivo, no tiene sentido siquiera tratar de perder *algo* de peso.

*Perfeccionismo:* Creer que, si no haces algo cien por ciento perfectamente, eres un fracaso total. Esto surge todo el tiempo en personas que están tratando de bajar de peso. Comienzan una dieta o un programa de ejercicio, esperan cumplirlo perfectamente, y luego se declaran a ellos o a sus planes un fracaso cuando patinan y se comen una galletica o no logran perder una gran cantidad de peso en poco tiempo. En lugar de aceptar que cometieron un error y seguir tratando, se dan por vencidos.

*Filtrar:* Ver solamente lo negativo e ignorar lo positivo. Por ejemplo, puedes incurrir en filtrar si estás en tu cama por la noche pensando en que comiste algo que no era bueno para tu plan en lugar de sentirte orgulloso de las muchas cosas saludables que decidiste comer.

*Falacia de justicia:* Esperar que la vida sea justa y sentirte irritado cuando no lo es. Sabes a lo que me refiero si te sientes irritado de manera irrazonable cuando pasas tiempo con una amistad delgada que puede comer todo lo que quiere sin aumentar una sola libra. No, no es justo que yo tenga un problema de peso y él o ella no. Pero la vida no siempre es justa.

*Pronóstico negativo:* Sentirse pesimista acerca de resultados futuros. Ejemplos de esto incluyen: "Nunca podré bajar de peso", o "No tiene sentido tratar de aprender a bailar salsa porque no podré hacerlo bien". Cuando caemos en pronósticos negativos, permitimos que el peor resultado posible de algo influya en las decisiones que tomamos.

*Tomar decisiones emocionales:* Permitir que las emociones afecten nuestras decisiones. Por ejemplo, decidir comerte una barra de chocolate porque estás triste, o decidir no hacer ejercicio porque estás enojado por algo que te ocurrió en el trabajo. Puedes pensar que no puedes mejorar tu dieta porque "odias" los alimentos saludables o "no puedes soportar" los ejercicios.

*Pensar "debo" o "tengo que":* Creer las afirmaciones de "debo" o "tengo que" que surgen en tu mente, tales como "Debo tener mejor autocontrol", o "No debo tener sobrepeso", o "Tengo que comerme todo lo que está en el plato". Este tipo de afirmaciones puede impedir que te cuides porque puede conducir a que te sientas abrumado por expectativas no realistas.

*Comparación con los demás:* Juzgarte a ti mismo y tus acciones en comparación con otras personas, usualmente de una manera no realista que te hace sentir inferior o avergonzado. ¿Cuántas veces te has comparado con amistades y familiares más delgados? Piensa cómo eso te hace sentir. Presta atención a los comentarios que otros comparten contigo. Hasta las observaciones hechas con buenas intenciones pueden interferir con tu éxito.

*Generalizar demasiado:* Generalizar sin evidencia adecuada. Esto ocurre a menudo con personas que prueban cosas nuevas. Una de mis pacientes incurrió en una exagerada generalización cuando trató de tomar una clase de Zumba en su gimnasio. Se sintió torpe en los primeros cinco minutos de la clase. A pesar de que la instructora les había asegurado a los participantes que era completamente normal sentirse torpe la primera vez que se practica el Zumba, mi paciente abandonó el ejercicio después de unos diez minutos y renunció a la clase. Por suerte para ella, reconsideró su exagerada generalización, le dio una nueva oportunidad al Zumba, y pronto se enamoró del ejercicio.

Al considerar los pensamientos negativos automáticos que te vienen a la mente cuando piensas en comer sano, en el ejercicio y en la pérdida de peso, asegúrate de anotarlos. Una vez que tengas tu lista, estarás preparado para adelantar al siguiente paso.

### Segundo paso: Cuestiona tus pensamientos negativos automáticos

Durante este paso, me gustaría que mires cada pensamiento negativo automático que tienes en la lista y lo cuestiones. Debido a que nuestros pensamientos negativos automáticos nos son tan familiares —muchos de ellos nos han estado dando vueltas en la cabeza desde la infancia o la adolescencia— los tomamos por su valor nominal y los damos por ciertos. Pero son frecuentemente imprecisos. Aunque contengan un grano de verdad, ese grano usualmente está sumergido bajo capas de exageración y desmesura.

Cuestionar pensamientos negativos automáticos significa ponerlos a prueba y analizarlos para determinar si son ciertos. Puedes desafiar tus pensamientos utilizando algunas de las siguientes preguntas:

- ¿Es este pensamiento cierto?

- ¿Cuál es la evidencia que respalda este pensamiento?

- ¿Estoy simplificando mi manera de ver la situación?

- ¿Por qué pienso esto? ¿Es acaso algo que crecí oyendo sin nunca detenerme a pensar si era cierto?

- ¿Está este pensamiento basado en sentimientos y no en hechos?

- ¿Estoy poniendo demasiado énfasis en el aspecto negativo de la situación y minimizando lo positivo?

- Si este pensamiento realmente incluye un ápice de verdad, ¿hay alguna manera de pensarlo para que se reconozca la verdad, pero se eliminen la exageración y la desmesura?

- ¿Me hace daño creer este pensamiento?

Pienso que al desafiar tu autoconversación negativa descubrirás que muchos de los pensamientos automáticos que fluyen por tu mente de manera regular son mucho menos ciertos que lo que habrías esperado.

Ahora que has puesto a prueba algunos de tus pensamientos negativos, estás listo para pasar al paso final.

### Tercer paso: Reestructura tus pensamientos negativos automáticos

Este es el paso más gratificante del proceso porque te da la oportunidad de confrontar tus pensamientos negativos automáticos y reestructurarlos de una manera más acertada, más útil y con menor probabilidad de causarte estrés. Cuando reestructuras pensamientos negativos, creas maneras más positivas y balanceadas de observar una situación. Tu pensamiento revisado puede ser más acertado, optimista y útil que el pensamiento negativo automático. Para reestructurar tu autoconversación negativa, tienes que tener el poder de cambiar pensamientos dañinos por pensamientos útiles.

He aquí algunos ejemplos de cómo puedes desviar tu autoconversación negativa.

▶ **PENSAMIENTO NEGATIVO DAÑINO:** Soy un fracaso por, en primer lugar, haberme permitido aumentar de peso.

*Pensamiento reestructurado útil:* Estoy siendo demasiado severo conmigo mismo. Excepto un número pequeño de personas que son naturalmente delgados —los que pueden comer cualquier cosa y no aumentan ni una onza— la mayoría de nosotros luchamos contra el aumento de peso. No soy un perdedor ni un fracaso ni una decepción. Soy una buena persona que simplemente está enfrentando el mismo desafío que dos terceras partes de la población. Soy además una persona fuerte, por lo que, si quiero perder peso, lo puedo hacer. Pero no me pasa nada malo como ser humano por tener algunas libras demás. Soy una persona valiosa, no importa lo que pese.

▶ **PENSAMIENTO NEGATIVO DAÑINO:** Tener que bajar de peso es un castigo, y me da ira tener que hacerlo.

*Pensamiento reestructurado útil:* Es cierto, hay cosas relacionadas con comenzar un plan para bajar de peso que son incómodas e inconvenientes. No me gusta la idea de tener que prestar atención a lo que como, y preferiría no tener que hacer ejercicio. Pero tengo que escoger. Puedo hacer estos cambios y mejorar mi salud, o simplemente puedo seguir como antes, comiendo demasiado y evitando toda actividad. Lamentablemente, si no hago cambios, no voy a sentirme mejor y mi riesgo de contraer una enfermedad del corazón y otros problemas de salud continuará aumentando. Como dice el dicho, nada cambia si nada cambia. Sin embargo, si de verdad trato de comer una dieta saludable y comienzo a ser más activo, es probable que empiece a sentirme mejor y a reducir riesgos en mi salud. Puedo sentirme más vigoroso, dormir mejor y mi ánimo puede mejorar también, como ocurre con muchas personas que pierden peso. Quisiera no tener que ponerme a dieta; no es justo que yo tenga un problema con mi peso y otras personas no lo tengan. Pero he recibido muchas bendiciones que otras personas no han recibido. Todos tenemos cargas y desafíos, y ocurre que bajar de peso es mi desafío en este momento. Voy a tratar de dejar ir mi ira y enfrentar el desafío con una actitud positiva y pensar en ello como una oportunidad y no un castigo.

▶ **PENSAMIENTO NEGATIVO DAÑINO:** No voy a molestarme en hacer ejercicios por tan solo diez minutos. Si no puedo hacerlos durante una hora, no tiene sentido hacer ejercicio.

*Pensamiento reestructurado útil:* Es cierto, una hora de ejercicios es mejor que diez minutos. Pero diez minutos de actividad es mucho mejor que nada, y si espero hasta tener una hora completa para hacer ejercicio, puede que tenga que esperar días. El Dr. Juan dijo que golpes intermitentes de actividad a lo largo del día son tan útiles como rutinas de más tiempo. Así que, si sólo tengo diez minutos, ¡voy a aprovechar y empezar a moverme enseguida!

▶ **PENSAMIENTO NEGATIVO DAÑINO:** Si no puedo bajar todas mis libras de más y regresar al peso que tenía en la escuela secundaria, no voy a molestarme en bajar de peso.

*Pensamiento reestructurado útil:* Sí, sería fenomenal ser tan delgada como era cuando tenía dieciocho años. Pero en realidad es una meta muy poco realista, porque hace muchos años que mi peso era tan bajo, ¡y desde entonces he tenido tres hijos! La expectativa de perder tanto peso me está impidiendo bajar al menos algo de peso. Voy a plantearme una meta más realista por ahora. Cuando llegue allí, reconsideraré otra meta para el futuro.

▸ **PENSAMIENTO NEGATIVO DAÑINO:** Es imposible para mí perder suficiente peso para mejorar mi salud.

*Pensamiento reestructurado útil:* Esto es totalmente falso. En el capítulo 1 el Dr. Juan comentó un estudio que reveló que perder tan solo de un cinco a un siete por ciento de peso corporal puede resultar en una reducción del riesgo de contraer diabetes tipo 2 y otros problemas de salud. Bajar cinco a siete por ciento de mi peso es una meta muy realista. Claro, si puedo bajar más que eso mis riesgos de salud se reducirían todavía más. Pero empezar con una pérdida de cinco por ciento es un excelente primer paso que no solo será bueno para mi salud, sino que muy probablemente me haga sentir mejor también.

▸ **PENSAMIENTO NEGATIVO DAÑINO:** Me voy a sentir miserable si me pongo a dieta porque no podré vivir sin mis postres favoritos y mis dos copas de vino todas las noches.

*Pensamiento reestructurado útil:* Es cierto que si cambio mi dieta y comienzo a comer alimentos más saludables, tendré que hacer algunos sacrificios. Por ejemplo, tendré que comer menos helados y bizcochitos de chocolate, que son dos de mis favoritos. Y todo ese vino no me ayuda con mi peso y mi salud en general. Pero con la Mojito Diet, no tendré que renunciar totalmente al alcohol o a los postres, porque los permite ocasionalmente. Y aunque es cierto que puedo sentirme miserable algunas veces por no poder comerme una pinta de helado o una copa de *chardonnay* cuando se me antoje, otras veces probablemente me sienta fenomenal por estar bajando de peso. Saltarme un helado con crema, frutas y nueces o algunas copas de vino puede sentirse como una privación en el momento, pero ponerme pantalones que no había podido usar últimamente me hará sentir bien, y ese sentimiento me durará mucho más que el gozo del helado y el vino.

▶ **PENSAMIENTO NEGATIVO DAÑINO:** Aunque baje algunas libras, todavía estaré en sobrepeso.

*Pensamiento reestructurado útil:* Claro, todavía tendré sobrepeso aunque baje algunas libras. Pero tendré menos sobrepeso que ahora, y aunque sea una pérdida modesta estaré ayudando a bajar mi riesgo de un infarto cardiaco y otros problemas de salud. Y si bajo pocas libras, me puede motivar a continuar comiendo una dieta saludable y ser más activo, lo cual me permitirá perder más peso aún.

▶ **PENSAMIENTO NEGATIVO DAÑINO:** Bajar de peso es demasiado difícil. Nunca podré lograrlo.

*Pensamiento reestructurado útil:* Es cierto que alterar mi manera de comer y ser más activo puede ser difícil. Pero he hecho muchas cosas difíciles en mi vida, y he logrado muchas de ellas. Soy fuerte, y puedo hacer cosas difíciles. Y la mayor parte del tiempo, los beneficios superan a los sacrificios.

▶ **PENSAMIENTO NEGATIVO DAÑINO:** No puedo hacer ejercicio porque no me gusta la manera en que me siento cuando estoy sudado y me falta el aire.

*Pensamiento reestructurado útil:* El ejercicio no tiene que ser intenso para ser útil, y no tengo que jadear y sudar a fin de mover mi cuerpo y elevar mi pulso de una manera beneficiosa. El Dr. Juan dice que caminar a un paso moderado ofrece muchos beneficios y que, si somos más activos, nuestra aptitud física aumenta y sentimos menos momentos en que nos falta el aire.

# ¡Síguelo!

Mientras trabajas reestructurando tus pensamientos negativos automáticos sobre perder peso, recuerda que cambiar tu mentalidad no es necesariamente fácil. La autoconversación negativa puede ser persistente, y cuando tratas de alterarla conscientemente, tus pensamientos pueden discutir contigo un poco y tratar de convencerte de que son lógicos y útiles. Te insisto en que continúes, sigue identificando tus pensamientos negativos automáticos y sigue desafiándolos a que te demuestren su veracidad y su utilidad, sigue conscientemente alterándolos de dañinos a útiles. Si continúas practicando este proceso de tres pasos, encontrarás que con el tiempo tus autoconversaciones negativas comenzarán a desvanecerse y los pensamientos positivos comenzarán a tomar su lugar. Cuando esto ocurra, aumentará tu confianza en ti mismo.

## SABIDURÍA DEL DR. JUAN

## ¡LIBÉRATE DE ESE REMORDIMIENTO!

Aunque el remordimiento sea un sentimiento humano normal que todos tenemos, quiero que hagas el mayor esfuerzo por deshacerte de él, especialmente en relación con tu peso corporal. Mejor que malgastar tu energía sintiéndote avergonzado de los números que viste en la balanza esta mañana, o del hecho de que pesas más que lo que quisieras, quiero que te concentres en el momento presente y en tu futuro, y no en el pasado.

No importa lo que peses, o cuán alta tengas la presión arterial, o cuál sea tu nivel de colesterol, todavía tienes tiempo de hacer cambios que tengan un impacto positivo en tu salud futura. Claro, puede que te sientas desalentado si estás en sobrepeso o si eres obeso. Pero el hecho de que estés leyendo este libro significa que estás dando el primer paso hacia un futuro más saludable. Esa es una causa de celebración y no de remordimiento.

Como dice el dicho, es mejor mirar adelante y prepararse que mirar atrás y lamentarse.

## Otras maneras de cambiar tu manera de pensar

Debido a que los pensamientos tienen un impacto tan profundo en las acciones, te dejo con algunas otras ideas sobre cómo alterar tu mentalidad sobre la pérdida de peso a fin de que los patrones de tus pensamientos trabajen contigo en lugar de en contra tuya.

*Habla amablemente contigo mismo.* Regresa a tu lista de pensamientos negativos automáticos e imagina leyéndosela a tus amistades. ¡No creo que lo hicieras! Podemos ser muy crueles con nosotros mismos, y nos decimos cosas que no nos atreveríamos a decirles a otras personas. Escúchate a ti mismo, y cuando notes que estás incurriendo en un abuso verbal contra ti mismo, dile a ese crítico interno que se calle y que detenga sus ataques. Remplaza esos pensamientos crueles con pensamientos más amables y más alentadores.

*Ponte una meta para ejercer el control.* Ponerse una meta y no cumplirla puede ser algo desalentador, especialmente si te estás esforzando mucho. Es por eso que quiero animarte a que te pongas metas que estén verdaderamente bajo tu control. En lugar de decidirte a bajar X cantidad de libras para determinada fecha —lo cual es algo que no puedes controlar totalmente— es mejor seguir tu plan de alimentos cuidadosamente y hacer ejercicio durante treinta minutos cada día durante cinco días a la semana. Esas metas están más dentro de tu control que fijarte una cantidad exacta de libras que quieras bajar.

*Elimina la negatividad en ti y en los demás.* Como hemos discutido anteriormente en este capítulo, tu propia autoconversación negativa puede interferir con tu capacidad de perder peso. Pero la conversación con otras personas también puede sabotearte. Es terriblemente difícil comer correctamente o hacer ejercicio cuando una amistad o un familiar habla constantemente de forma negativa sobre tus decisiones. Tal vez estén celosos de que estés tratando de mejorar tu salud, o quizás no les guste que no te comas la otra mitad de la torta que trajeron. Vi esto de primera mano cuando le diagnostiqué diabetes a mi madre y le recomendé que bajara de peso. Ella tomó mi consejo muy seriamente y comenzó a bajar de peso enseguida. Lamentablemente, cuando comenzó a perder libras, algunas amigas le comentaron que lucía "enferma". Aunque mi madre estaba feliz de bajar de peso, se cuestionó a sí misma y dudó de mi recomendación por los comentarios de sus amigas. Mirando atrás, mi madre se dio cuenta de que sus amigas probablemente envidiaban su éxito. No solamente bajó veinte libras en tres meses, sino que bajó su HbA1c de 12,3% a 6,5%, lo cual es un logro increíble. Cualquiera que sea la motivación del pesimismo de otras personas, si alguien en tu mundo te está enviando mucha negatividad, háblale. Explícale amablemente por qué sus palabras te hacen daño y pídele que no siga haciéndote esos comentarios. Puede tal vez sentirse amenazado por tu decisión de cuidarte y unas pocas gentiles palabras pueden revertir la situación. ¡Quién sabe, a lo mejor se entusiasma y quiere hacer la Mojito Diet contigo! Si la negatividad no cesa, háblale otra vez, y trata de ayudarla a entender que necesitas su apoyo, no su crítica. Entonces, si eso tampoco funciona, considera seriamente limitar tu contacto con esa persona.

*Busca ayuda profesional si lo necesitas.* A veces, la autoconversación negativa es una señal de un problema emocional más serio o una condición psicológica que no puedes resolver tú mismo, no importa cuánto te esfuerces. Eso está bien. La ayuda existe y no tienes que sufrir en silencio. Háblale a tu médico familiar, a un terapeuta, a un trabajador social o a un psicólogo. Y si sientes una angustia inmediata o te vienen pensamientos de hacerte daño, llama a la Línea Nacional de Prevención del Suicidio al 1 (800) 273-8255 urgentemente. Pedir ayuda es un obsequio que puedes darte a ti mismo y a tus seres queridos.

*Comprométete a mantener una actitud que resuelva problemas.* Aunque con la Mojito Diet he creado un programa que te da una guía paso a paso para comer saludablemente y añadir actividades a tu vida, es posible que encuentres desafíos no tratados en este libro. En lugar de dejar que estos desafíos interrumpan tu progreso, trata de adoptar una actitud que resuelva problemas y te permita decir: "¡No hay problema! ¡Puedo resolver esto!" en lugar de decir "Ay, me doy por vencido". No importa cuánto trates de mantener tu vida bajo control, surgen problemas y dificultades: quizás te da un catarro que no te permite hacer ejercicio, o recibes una invitación para una fiesta con el más increíble bufet de postres que has visto en tu vida. ¡No te angusties, puedes manejar la situación! Mientras más flexible seas para ponderar posibles soluciones, más probable será que te ajustes a tu plan.

*Usa el remordimiento como posible motivación.* Comencé este capítulo con el recuerdo de todo el remordimiento del que he sido testigo entre víctimas de infartos cardiacos que han necesitado cateterismos cardiacos de emergencia. Si estás sintiendo que el desafío de perder algunas libras es una carga pesada para ti, trata de pensar en las personas postradas en unidades de cuidados intensivos recuperándose de infartos cardiacos. Darían cualquier cosa por intercambiar lugares contigo ahora mismo. Les encantaría estar sentados en una cómoda butaca leyendo un libro, pensando en cuál receta cocinar para la cena, planeando una caminata después de la cena a la luz de la luna. Todo se reduce a una cuestión de perspectiva. Tú y yo somos los que tenemos suerte, mi amigo.

## SABIDURÍA DEL DR. JUAN

## COMIENZA CON LOS ALIMENTOS VERDES, Y OTRAS SUGERENCIAS DEL BUFET

Los bufets presentan una mesa repleta de desafíos a las personas que están tratando de bajar de peso. Pero los bufets son parte de la vida, por lo que la mejor manera de lidiar con ellos es pensar adelante y tener un plan. Aquí presento algunas maneras de negociar un bufet sin comer en exceso:

▶ **No llegues con hambre.** Come una merienda de alta proteína y alta fibra (como un yogurt con frutillas, una manzana con mantequilla de maní o galletas de grano integral con queso) antes de llegar al bufet. Sin la sensación de hambre que afecte tus decisiones, estarás en mejores condiciones de mantenerte alejado de las cosas de muchas calorías.

▶ **Empieza con vegetales verdes.** Llena el plato de espinaca cruda, col rizada, lechuga romana y otros vegetales. Vístelo con una pequeña cantidad de aderezo. Como segunda opción, puedes ponerle fruta fresca, siempre y cuando no esté ensopada en sirope de azúcar.

▶ **Mitiga el hambre.** Siéntate y come tu ensalada o fruta antes de regresar por los platos principales. De esa manera tendrás menos hambre cuando te enfrentes a los alimentos más pesados y estarás en mejor posición de tomar decisiones inteligentes.

▶ **Siéntate de espaldas al bufet.** No se puede desear lo que no se ve.

▶ **Escoge proteínas "desnudas".** En lo posible, escoge carne, pollo y mariscos que no estén nadando en mantequilla o recargados con salsa espesa.

▶ **No toques la pasta blanca ni el arroz blanco.** Son carbohidratos de baja calidad en su mayoría rebosados en mantequilla.

▶ **Sírvete pequeñas porciones.** La comida de bufet tiende a ser alta en calorías y en exceso de grasa. Manteniendo las porciones pequeñas te protegerá de comer demasiado.

▶ **Pregunta por otras opciones.** Algunos restaurantes te permitirán descartar el bufet y escoger algo más saludable del menú regular, como pescado al horno y vegetales. Vale la pena preguntar.

▶ **Gasta juiciosamente.** Si hemos de ser sinceros, la comida de la mayoría de los bufets no es muy buena. La razón por la que se selecciona es porque alimenta a una multitud y se mantiene bien bajo las lámparas de calor. Si hay algo realmente increíble en un bufet, no te detengas y complácete. Pero en realidad, la probabilidad de encontrar algo extraordinario en un bufet es remota.

# TESTIMONIO DE ÉXITO DE LA MOJITO DIET: **DANA**

## *Perder peso durante la menopausia*

Dana aumentó un poco de peso cuando entró en la menopausia. Eso no es inusual: los cambios hormonales que ocurren durante la menopausia pueden conducir a un obstinado aumento de peso de unas diez libras o más, incluyendo exceso de grasa alrededor del vientre. El aumento de peso causado por la menopausia puede ser muy frustrante para las mujeres, porque tal parece que no importa lo que hagan, no pueden deshacerse de esas libras de más. Muchas simplemente se dan por vencidas, lo cual conduce a más aumento de peso.

Un cambio en sus medicinas también contribuyó al sobrepeso de Dana, una dentista de cincuenta y cinco años de edad.

Dana trató de bajar de peso a través de varias estrategias, incluyendo las dietas bajas en carbohidratos, planes comerciales para perder peso, programas de reemplazo de comidas y sistemas de entregas de víveres, pero nada funcionó. De hecho aumentó de peso en vez de bajar tras seguir un plan estilo paleo.

A pesar de su frustración, Dana nunca se dio por vencida. "Quería perder peso por tres razones", dice Dana. "Quería volver a tener buena salud, sentirme mejor porque sentía la carga del peso adicional, y mejorar mi apariencia".

Resultó que fue la Mojito Diet el plan que finalmente funcionó para Dana. En quince semanas ha perdido diecinueve libras y disminuyó dos tallas de las medidas de sus pantalones.

Dana siente la gratificación del éxito. "Había estado haciendo ejercicio anteriormente, pero ahora manejo mejor los ejercicios aeróbicos y estoy en mucha mejor forma", dice Dana. "Me gustó lo fácil que es la Mojito Diet. La estructura fue importante y me gusta el hecho de que combina las mejores prácticas de diferentes tipos de dietas".

Dana también aprecia que la Mojito Diet deja un espacio para el alcohol. "Generalmente, no tomo, pero permitir el premio del mojito es importante para esa ocasión especial en que sí me tomo un trago".

# 3

## Tómate un mojito: Cómo usar la recompensa para bajar de peso

*¿Por qué incluyo mojitos* en mi plan para bajar de peso? ¿Por qué los considero una parte tan importante de mi dieta que los he incluido en su nombre? ¡Porque no creo en privaciones! Muchas dietas te dicen que nunca puedes tomar alcohol o nunca puedes comer torta o pan, o una larga lista de otros alimentos y bebidas. Pero yo creo que la privación no funciona, y que el camino hacia una pérdida de peso a largo plazo incluye indulgencias ocasionales.

Mis pacientes tampoco creen en las privaciones. "¡No me diga que no puedo tomarme un cóctel cuando voy a un restaurante o una fiesta!", me dicen a menudo cuando hablo con ellos sobre bajar de peso. "¡Vivimos en Miami, por favor! ¡No puede pedirme que renuncie a mis mojitos!".

Como una estrategia de pérdida de peso, la privación puede funcionar temporalmente, pero en raras ocasiones mantiene su vigencia con el tiempo. Es desagradable privarse de alimentos y bebidas que disfrutas. Creo que es una de las razones por las que la gente no está dispuesta a tratar de bajar de peso en primer lugar, y por lo que muchos abandonan sus planes de bajar de peso después de una o dos semanas. Lo veo en mi consulta todo el tiempo. Cuando hablo con pacientes con sobrepeso u obesos sobre perder algunas libras, me dicen que no pueden soportar la idea de tener que renunciar al alcohol o a la carne roja o al pan o a las frutas o a cualquier otro gusto. No quieren eliminar alimentos específicos o grupos completos de alimentos de sus vidas. Se entusiasman tanto cuando les digo que pueden lograrlo sin tener que incurrir en una solución de todo o nada, sino en una estrategia basada en la moderación en lugar de la privación.

Tratar de eliminar alimentos específicos de tu dieta a largo plazo puede resultar contraproducente. ¡No sé a ti, pero nada me hace pensar más en algo, que que me digan que no debo ni pensar en ello! Dime que nunca más puedo comer pan, y probablemente empiece a soñar con panes todas las noches. Claro, hay algunos alimentos que es preferible que los reduzcas. Pero decir que nunca más puedes comerlos te obliga a desearlos más. No hay nada que *no puedas* comer en la Mojito Diet.

En la Mojito Diet, a veces sí te pido que elimines ciertos alimentos temporalmente de tu dieta. Por ejemplo, durante la Semana 1 (Eliminación de granos) recomiendo eliminar todos los granos. Hago esto para ayudarte a tener un gran comienzo cuando empieza el plan de bajar de peso. Sin embargo, durante la Semana 2 (Ayuno limpio de 16 horas) puedes comenzar a volver a comer pan, cereal, arroz, tortillas y otros granos.

Las dietas de privación que nunca permiten ciertos alimentos son como un castigo. Pueden hacerte sentir miserable y enojado. ¿Y quién quiere sentirse así? Yo no, y no creo que tú quieras tampoco. Y sé que mis pacientes no quieren; ¡me lo han dicho bien claro! Las dietas que prohíben placeres ocasionales como el alcohol o el postre no tienen en cuenta el hecho de que disfrutar de esos gustos puede ser una parte importante de los eventos sociales que significan tanto para nosotros. Respetar y alentar la interacción social y las tradiciones culturales es importante para mí, porque reconozco lo importante que es el apoyo social en nuestra salud. Muchos estudios han vinculado un apoyo social fuerte con una mejor salud, incluyendo la salud del corazón. Tener alrededor personas que amamos no es simplemente algo agradable, es verdaderamente bueno para el corazón.

No estoy diciendo que si no tomas alcohol no puedes disfrutar de las fiestas o socializar con tu familia y amigos. Mucha gente vive una vida muy feliz sin beber una gota de alcohol. Yo nunca bebo alcohol cuando estoy de guardia, porque como médico no quiero estar en ninguna manera impedido cuando mis pacientes me necesitan. En esas ocasiones en que no estoy tomando alcohol, me divierto lo mismo en fiestas y eventos sociales. Aun cuando no estoy de guardia, tomo sólo con moderación. Me encantan los mojitos y me gusta divertirme, pero no tengo ninguna intención de permitir que el alcohol me arruine la salud. A pesar de mis mejores esfuerzos, el azúcar en la sangre puede subirme más de lo que deseo, y el alcohol la sube más aún, así que soy feliz con la moderación.

Si el alcohol es una parte de la vida que disfrutas, y tu médico no te ha recomendado que renuncies al alcohol por razones de salud, entonces puedes continuar disfrutándolo con moderación. La Mojito Diet hace uso estratégico de los mojitos (o cualquier otra bebida alcohólica o postres) como premios ocasionales. Si prefieres no beber alcohol, puedes optar por comer postres ocasionales. Aunque sí te pido que seas juicioso y moderado con el alcohol y los postres, no te voy a pedir que te prives del todo.

## El alcohol y la salud del corazón

Oímos mucho hablar de que el consumo moderado del alcohol es saludable para el corazón. Pero, ¿es cierto eso? ¿Es el alcohol bueno para el corazón? La respuesta a esa pregunta es sí. Y no. Las dos pueden ser ciertas, dependiendo de tu historia de salud y otros pocos factores.

Primero, veamos los posibles beneficios de tomar alcohol. Cada vez que se publica un estudio vinculando el alcohol con la salud, aparecen grandes titulares en las noticias. La mayor parte de las investigaciones positivas acerca del alcohol y la salud del corazón tienen que ver con el vino tinto, aunque algunos estudios han encontrado ventajas de salud con otros tipos de alcohol también. El vino tinto contiene antioxidantes, que son sustancias que ayudan a proteger las células, y resveratrol, un producto químico natural que se ha vinculado a la salud del corazón. Algunos estudios han revelado que tomar vino tinto aumenta el HDL (el colesterol "bueno") y puede ayudar a evitar que las plaquetas de la sangre se peguen unas con otras y no contribuyan así a infartos cardiacos y apoplejías. He visto suficientes estudios que vinculan el vino tinto a la salud del corazón para creer que existe una conexión.

Sin embargo, no sabemos exactamente cómo el vino tinto y la salud del corazón pueden estar vinculados. Muchas de las poblaciones que toman vino tinto han sido estudiadas, tales como las personas que viven en el Mediterráneo, y hacen también otras cosas beneficiosas para el corazón, tales como ejercicio, comer una dieta rica en alimentos saludables para el corazón como son las frutas, vegetales, grasas saludables y nueces, y pasar mucho tiempo con sus redes de apoyo de amigos y familia. Es notoriamente difícil para los investigadores separar las causas de los beneficios de salud en poblaciones con múltiples hábitos de bienestar.

Mi suegro es de España, ¡y cree que el vino tinto es la cura de todas las enfermedades! Cada vez que ha tenido que tomar medicamentos, como medicinas para el colesterol, la primera pregunta que me hace siempre ha sido: "¿Puedo tomar vino tinto con esta medicina?". Realmente no estoy seguro de por qué me pregunta, ¡porque estoy bastante seguro de que no dejaría de beber su querido vino tinto, aunque yo se lo dijera!

Más allá del vino tinto, los estudios sugieren que tomar otros tipos de alcohol puede ser beneficioso también. Por ejemplo, un estudio de cuatro años de más de dos millones de adultos en Inglaterra, publicado en 2017 en la prestigiosa publicación *BMJ*, reveló que los que bebían alcohol en moderación tenían menos probabilidad de sufrir ciertas enfermedades del corazón y de vasos sanguíneos que los que nunca tomaban alcohol.

Al leer eso podrías pensar que debes tomar más, o que, si no tomas, deberías empezar. Pero te advierto que no saltes a esa conclusión. Aun beber alcohol en moderación tiene algunos riesgos. Por ejemplo, creemos que tomar moderadamente puede aumentar la probabilidad de algunos tipos de cáncer. Y puedes recibir los beneficios del alcohol en la salud del corazón de otras fuentes. Por ejemplo, los antioxidantes y el resveratrol del vino tinto puede también encontrarse en muchos alimentos, tales como frutas (especialmente las bayas) y en los vegetales. Y tomar una aspirina diaria puede reducir el riesgo de infartos cardiacos y apoplejías en ciertas personas.

Algo que sabemos con absoluta seguridad es que tomar alcohol más que moderadamente no es bueno para la salud. (La Asociación Americana del Corazón define "tomar moderadamente" como uno o dos tragos diarios en los hombres, y un trago diario en las mujeres. Sin embargo, yo recomiendo menos que eso. Volveré a ese punto en un minuto). Tomar más que una moderada cantidad de alcohol eleva el riesgo de todo tipo de problemas, incluyendo el alcoholismo, los accidentes y los suicidios, así como la hipertensión, la apoplejía, las fallas del corazón, la obesidad, el cáncer del seno y la diabetes. El alcohol en exceso puede aumentar los triglicéridos y puede elevar la probabilidad de latidos irregulares del corazón, enfermedades del músculo del corazón y la muerte cardiaca súbita. No hay duda alguna: tomar en exceso conduce a todo tipo de problemas.

Esta es mi posición sobre el tema. Debido a que puedes obtener los beneficios del alcohol para la salud del corazón de otras fuentes, como son los alimentos saludables y el ejercicio, no recomiendo que tomes sólo para ayudar al corazón. Si no tomas, no existe la necesidad de comenzar para beneficiar al corazón. Pero si disfrutas beber alcohol con moderación y tu médico no se opone, está bien tomarse ocasionalmente un cóctel, una copa de vino o una cerveza.

> *¿Qué estás tomando? ¡Comparte tu mojito de recompensa en las redes sociales! ¡Publica una foto de tu mojito con la etiqueta #mojitodiet! ¡Y asegúrate de etiquetarme @drjuanjr en Instagram o Twitter!*

## ¿Cuál es el significado de "moderación"?

Antes de seguir adelante, hablemos un poco de la palabra "moderación". Como dije antes, la Asociación Americana del Corazón considera "tomar moderadamente" un trago diario para las mujeres y uno o dos tragos diarios para los hombres. Sin embargo, pienso que eso es demasiado alcohol. Yo recomiendo limitar el alcohol a dos tragos a la semana si estás tratando de bajar de peso, y tres tragos a la semana si estás manteniendo el peso perdido. (Si estás remplazando postres con mojitos, se aplican las mismas normas. Una porción de postre es una pequeña rebanada de torta, una o dos galletitas, una porción pequeña de flan o cualquier otro dulce o golosina de menos de 200 calorías).

He aquí mi razonamiento detrás de mis recomendaciones sobre el alcohol. Tomar un trago o dos al día es mucho cuando estás tratando de mantener el peso perdido. Dependiendo de lo que escojas, un trago representa alrededor de 125 a varios cientos de calorías. Nosotros no nos concentramos en calorías en la Mojito Diet, pero es útil pensar en ellas cuando discutimos sobre el alcohol. Si estás tratando de bajar de peso o de no aumentarlo, la matemática no funciona a tu favor si tomas uno o dos tragos al día. Es más fácil llegar a tu meta de pérdida de peso con menos tragos, y es mejor usar tus calorías comiendo alimentos saludables.

También me fijo en que la gente que se toma uno o dos tragos diariamente también tiende a comer más, no necesariamente porque tiene más hambre, sino porque el alcohol afecta su habilidad de tomar decisiones inteligentes sobre cuánto debe comer. Aunque el alcohol contiene calorías, tu cuerpo no las reconoce y se sacia de ellas al igual que con calorías de alimentos. Es más, pienso que el alcohol te da incluso más hambre. Si alguna vez te has comido medio frasco de nueces o un plato gigantesco de nachos después de varios tragos, sabes a lo que me refiero.

Otra cosa ocurre cuando la gente toma un trago al día. Es muy fácil que ese trago se convierta en dos tragos o tres. Tu pareja y tú pueden tener planes de tomarse solo una copa de vino cada uno, pero es fácil tomar un poco más, y cuando menos te imaginas, la botella está vacía. Y tal vez la segunda botella está descorchada.

Creo que el alcohol es una indulgencia ocasional, algo para disfrutar un par de veces a la semana. Tomarlo todos los días le quita su carácter especial, y convierte un premio en un hábito. Limitar el alcohol a dos o tres veces por semana te permite disfrutarlo sin dejar que sabotee tus esfuerzos de bajar de peso o interfiera con tu salud.

**SABIDURÍA DEL DR. JUAN**

## DEBES SABER CUÁNTO ESTÁS TOMANDO

Así como es importante medir los alimentos para asegurarte de que las porciones sean correctas, es igualmente inteligente prestar atención a la cantidad de alcohol. Un trago de alcohol consiste de:

► 12 onzas de cerveza (contenido de alcohol de 5%)

► 8 onzas de licor de malta (contenido de alcohol de 7%)

► 5 onzas de vino (contenido de alcohol de 12%)

► 1 línea (1,5 onzas) de licor destilado como el ron, la ginebra, el *whiskey* o el vodka

## El alcohol no es para cualquiera

Por razones de salud y seguridad, algunas personas no deben tomar alcohol. Tu médico puede ayudarte a decidir si debes abstenerte pero, en general, yo les digo a mis pacientes no tomes si:

▪ *Tu médico te ha dicho que evites el alcohol por otras razones.* Por ejemplo, tu médico puede preferir que te abstengas si padeces de diabetes o de hipertensión, o si tomas una aspirina diaria para tu salud del corazón y tienes problemas gastrointestinales.

▪ *Tomas medicamentos sin receta que interactúan con el alcohol de una manera no saludable.* El alcohol puede interactuar de manera dañina con más de cien medicamentos, según el Instituto Nacional de Abuso de Alcohol y Alcoholismo. Si tienes preguntas sobre si puedes tomar alcohol mientras estás tomando un medicamento, habla con tu médico.

▪ *Padeces de ciertas condiciones de salud que pueden empeorar con el alcohol.* Estas incluyen enfermedades del hígado (cirrosis, hepatitis B o C), trastornos de salud mental (incluyendo ansiedad, depresión, estrés postraumático, esquizofrenia), ciertas enfermedades del sistema inmunológico, defectos cardiacos y presión arterial alta, por mencionar algunos.

▪ *Tienes un problema con el alcohol.* Es importante evitar al alcohol de cualquier tipo si no puedes controlar tu ingestión de alcohol, te estás recuperando del alcoholismo o si tomar te vuelve violento o te crea problemas con tu familia, amistades, trabajo o estudios.

▪ *Estás encinta o planificas estarlo.* Tomar alcohol cuando estás encinta puede causar serios problemas de salud, incluyendo un parto prematuro, daño al cerebro, defectos de nacimiento, bajo peso del bebé, aborto espontáneo, parto de un feto muerto y síndrome de alcohol fetal. No hay cantidad de alcohol que se considere segura en ningún momento del embarazo. Debido a que la mayoría de las mujeres no saben que están encintas hasta cuatro o cinco semanas después, y a que la mitad de los embarazos en los Estados Unidos no son planeados, es mejor evitar el alcohol si estás tratando de tener un bebé o si no estás utilizando anticonceptivos efectivos.

▪ *Tienes la intención de conducir un vehículo.* El alcohol es una de las principales causas de accidentes automovilísticos en los Estados Unidos. No bebas si vas a conducir, utilizar maquinaria pesada o incurrir en un tipo de actividad que requiera concentración y precaución.

▪ *Has sobrevivido a un cáncer o tienes un alto riesgo de contraer ciertos tipos de cáncer.* Varios tipos de cáncer han sido vinculados a la ingestión de alcohol, por lo que debes abstenerte o limitar el alcohol si eres sobreviviente de cáncer o tienes un alto riesgo de desarrollar cáncer del seno, de la boca, de la faringe, del esófago, del hígado, del colon o el recto.

# Mojitos conscientes

Ya sea que decidas premiarte con mojitos o con postres al seguir la Mojito Diet, espero que practiques algo conocido como concienciación cuando lo hagas. La concienciación puede aumentar exponencialmente el placer de un mojito celebratorio, un postre favorito o cualquier alimento o trago delicioso.

Estar consciente significa prestar atención al aquí y ahora, y hacer un esfuerzo por estar totalmente alerta a lo que está ocurriendo en el presente, sin estar distraído por pensamientos del pasado o el futuro. Incurrir en una comida consciente y un trago consciente te permite aplicar este vivir en el presente a los alimentos y a las bebidas.

Cuando llega la hora del mojito, no lo engullas como si fuera una botella de agua después de correr tres millas en la pasarela de la costa de Miami Beach. Tómalo despacio. Disfrútalo. Saboréalo. Usa todos tus sentidos para estar consciente del momento.

A menudo nuestras mentes están en piloto automático, yendo de un pensamiento a otro y a otro de una manera reaccionaria. En vez de pensar sobre lo que estás haciendo en ese momento, miras atrás (¿Salió bien la reunión de ayer? ¿Se fijó mi jefe que llegué tarde esta mañana?) o miras hacia delante (Tengo que acordarme hoy de comprar leche camino a casa al salir de la oficina. ¿Podré terminar mi trabajo a tiempo? ¿Necesitaré comprarle neumáticos nuevos al automóvil?).

Cuando practicas la concienciación, optas por estar consciente de lo que está ocurriendo en el momento, en vez de permitirle a tu mente tener pensamientos y preocupaciones acerca del pasado o del futuro. Deja ir las preocupaciones y conjeturas acerca de lo que ya pasó o lo que va a pasar, y concéntrate en lo que está ocurriendo en este preciso momento. Estar consciente durante cualquier actividad —trabajo, sexo, ejercicio, comida— puede ayudarte a afinar tu concentración y aumentar el disfrute de lo que estás haciendo. Y al concentrarte en el momento actual, puedes ayudar a bloquear algunas de las preocupaciones y problemas que pueden causarte estrés y ansiedad.

Cuando comes conscientemente, optas por dirigir tu atención a lo que estás comiendo o tomando, de manera que puedas apreciarlo totalmente y sentir el placer que te causa. En lugar de apurarte, hazlo despacio y usa todos tus sentidos para observar, identificar y saborear el aroma, el sabor, la textura y la temperatura de tu comida.

Imagínate tomando un mojito con concienciación. Sientes el frío helado del vaso en tu mano; ves la forma del vaso y el brillo verde de la menta fresca en el trago; hueles el aroma del limón, la yerbabuena, el ron; escuchas el tintineo del hielo, la efervescencia de las burbujas; y entonces, al probar el primer sorbo, sientes la fría sensación del hielo golpeándote los labios y la frescura del sabor del trago en la lengua. Luego te reclinas y te relajas.

Ahora, imagínate extendiendo la concienciación más allá del mojito que te estás tomando. Extiende tu percepción a la realidad que te rodea: las personas que te acompañan, el gozo que sientes relajándote después de un largo día, la realización de mirar alrededor a tu familia y pensar lo orgulloso que estás de ellos, incluso el placer que sientes al observar y apreciar lo que tienes delante, la sala que recientemente pintaste o la vista desde la ventana.

En Miami nos encanta sentarnos afuera a contemplar la vista del océano resplandeciente, las playas de arena blanca y las palmas que se balancean, o la gente que pasa por la calle. Pero, aunque tu vista no merezca estar en una postal, puede de todos modos ser una inspiración espectacular si la contemplas despacio y te tomas el tiempo para saborear la concienciación y la apreciación. A una buena amiga mía que vive en Nueva Inglaterra le encanta arroparse en su plataforma del traspatio y tomarse una copa de champán con su esposo durante la primera nevada del invierno todos los años. Ella dice que tomarse el tiempo para disfrutar y celebrar la belleza de esa primera nevada, ¡ayuda a compensar por el escozor de tener que palearla!

## Una manera de desacelerar la marcha

Comer o tomar alcohol conscientemente te permite ir más lento, te ayuda desviar la atención de los millones de otros pensamientos dándote vueltas en la cabeza, y te da el espacio para que aprecies lo que estás consumiendo. ¿Cuántas veces has comido o bebido a toda velocidad y después apenas recuerdas haberlo hecho? Cuando comes o tomas sin pensar, pierdes una oportunidad de disfrutar y sentir placer. También es probable que comas o tomes más de lo que habías deseado, porque la comida o la bebida escasamente se registran en tu mente al pasar velozmente hacia el estómago. Debido a que tu atención se ha desviado, corres el riesgo de comer y tomar demasiado.

Comer más lentamente le da tiempo a tu cuerpo para reconocer que estás ingiriendo calorías y alertarte de que el hambre empieza a ceder. Cuando apresuras la comida o la bebida, es probable que comas más de lo que necesitas porque la conversación bioquímica entre tu estómago y tu cerebro no tiene tiempo de funcionar apropiadamente.

Comer conscientemente no es solo para alimentos especiales y celebratorios. De hecho, comer conscientemente puede ser una excelente manera de redescubrir la delicia de comidas diarias y de los alimentos saludables que puedes estar eligiendo ahora sin azúcar o sal agregados. Por ejemplo, trata de comerte una manzana conscientemente y probablemente la encontrarás mucho más deliciosa que cuando te la comes sin pensar. Observa el color y el brillo de la manzana, siente su suave firmeza en tu mano, oye el ruido del cuchillo al rebanarla a través de la cáscara y la pulpa, disfruta su aroma a tierra, siente el crujir de la fruta en tus dientes al morderla, saborea la dulce acidez del jugo de la fruta en la lengua y la frescura de la pulpa al masticarla. Cuando comes algo conscientemente —incluso comida diaria que has consumido un millón de veces— puedes apreciarlo y disfrutarlo a plenitud. Al aumentar tu concienciación de lo que estás consumiendo, tienes más probabilidad de sentirte satisfecho con una porción razonable y menos probable de comer más de lo que deseas.

Comer y beber conscientemente también te ofrece la oportunidad de apreciar tus alimentos. Al comerte tu manzana, piensa en el creador que la concibió y todas las personas que trabajaron para traértela, los granjeros que la cultivaron, los obreros que la recogieron, los camioneros que la transportaron a tu pueblo, los trabajadores del mercado que la desempacaron y la exhibieron y la persona que la compró (¡especialmente si no fuiste tú!). La gratitud es una emoción poderosa, y el hecho de invitarla a tu mente puede ampliar tu aprecio por tus alimentos y tu vida. También te puede ayudar a poner la pérdida de peso en perspectiva. Sí, es importante tratar de bajar de peso para mejorar tu salud, pero, en última instancia, agradecer los regalos que hemos recibido y aprovechar nuestro tiempo al máximo con familia y amigos es lo que verdaderamente nos trae felicidad.

## Establecer metas y escoger premios

La Mojito Diet incluye bebidas alcohólicas y postres ocasionales a fin de seguir disfrutando de esos placeres mientras continuamos bajando de peso. Sin embargo, hay muchos otros deleites que no son ni comidas ni alcohol que puedes regalarte mientras sigues un plan para bajar de peso. Es más, ponerte metas y premiarte cuando las cumples puede ser algo muy inspirador y conducirte al éxito.

Los premios e incentivos te dan algo para motivarte a trabajar, y son una gran manera de celebrar cuando alcanzas una meta o alcanzas un momento crucial en tu vida. Al comenzar la Mojito Diet, sugiero que pienses en tus metas para bajar de peso y para tu salud, y las uses para motivarte. Utiliza estas guías para ayudarte a establecer metas y planificar premios que te conduzcan al éxito.

### Escribe una declaración de objetivos fundamentales

Toma un poco de tiempo para sentarte y pensar por qué quieres bajar de peso. ¿Es simplemente por tu apariencia, o estás pensando en metas específicas de salud, tales como reducir tu presión arterial o controlar tu nivel de azúcar en la sangre? Tu motivación es importante, porque si entiendes lo que hay detrás de tu deseo de bajar de peso, puedes crear una estrategia diaria que te ayude a lograrlo.

Para explorar tus motivaciones, toma un poco de tiempo para escribir, o siéntate tranquilo para visualizar lo que representaría el éxito para ti. Pregúntate: ¿Qué es lo que quiero lograr? ¿Qué es lo más importante para mí? ¿Por qué es importante? Una vez que tengas una imagen clara de lo que quieres, escríbelo en la forma de una declaración de objetivos que exprese tu objetivo principal y la razón por la que quieres alcanzarlo. Por ejemplo: "Mi misión es ser más saludable, sentirme más vigoroso y bajar de peso. Seguiré la Mojito Diet y seré más activo cada día. Al dar esos pasos, abrigo la esperanza de mejorar la salud del corazón y bajar cinco por ciento de mi peso corporal". Considera colocar tu declaración de objetivos fundamentales en un sitio en que la veas a menudo, como el espejo en que te miras cada mañana al maquillarte o afeitarte.

## Divide tu gran meta en metas más pequeñas

Después de determinar tu meta general, piensa en lo que tienes que hacer diariamente para realizarla. ¿Qué harías cada día y cada semana para alinearte con tu misión? ¿Qué acciones pertenecen a lo que debes hacer cada día? Sé específico al fijar tus metas diarias. En lugar de "¡Voy a hacer más ejercicio!", di "Voy a hacer ejercicio durante veinte a treinta minutos al menos cuatro días a la semana". Escribe tus metas, y léelas cada día.

## Fija metas realísticas de peso

Este es el lugar donde la mayoría de los libros de dieta te dicen cuánto peso *debes* perder. Te presentan una gráfica de índice de masa corporal (IMC), en la que usas tu estatura y peso actual para determinar cuánto peso debes tratar de perder. Pero yo no te voy a presentar una de esas gráficas. ¿Por qué? Porque si tienes sobrepeso o eres obeso, ya lo sabes. Y sabes también que bajar un poco de peso te ayudaría a mejorar tu salud.

A estas alturas, creo que, para la mayoría de las personas, obsesionarse con números puede ser desalentador en lugar de una motivación. Por lo que, en lugar de obsesionarnos con números, hagamos lo siguiente. Si quieres realmente calcular tu meta perfecta de peso, haz una búsqueda en Google con las palabras "Calcula tu índice de masa corporal (IMC)", y usa la fórmula que aparezca en una de las páginas web que Google te muestre. De lo contrario, empecemos por fijarte una pérdida de peso de cinco a siete por ciento de tu peso corporal, pues hay estudios que han demostrado que una pérdida de cinco a siete por ciento puede reducir el riesgo de diabetes tipo 2 y de enfermedades del corazón. Alcanzar esa meta te daría potencialmente grandes beneficios de salud sin desalentarte o abrumarte.

He aquí el primer paso para fijar tu peso meta con tu Mojito Diet: simplemente toma tu peso actual y multiplícalo por 0,05 (para bajar 5% de tu peso) y otra vez por 0,07 (para bajar 7% de tu peso). He aquí un ejemplo para alguien que pese 200 libras:

- 5% de pérdida: $200 \times 0{,}05 = 10$ libras
- 7% de pérdida: $200 \times 0{,}07 = 14$ libras

Una vez que bajes 5 o 7% de tu peso actual, puedes restablecer tu meta y perder 5 o 7% más, si quieres. En mi experiencia, las probabilidades de alcanzar grandes metas a largo plazo son mayores si las divides en metas más pequeñas y menos intimidantes.

---

**SABIDURÍA DEL DR. JUAN**

## PREPÁRATE PARA EL ÉXITO

Una vez que decidas tus metas de bajar de peso y hacer ejercicio, piensa en lo que necesitas hacer para desbrozar el camino hacia el éxito. ¿Un par de zapatos deportivos nuevos para tus caminatas diarias? ¿Una nueva pesa en la cocina para medir las porciones correctamente? ¿Sería más fácil para ti asistir a la clase de yoga si tu esposo lleva a los niños a la escuela en vez de hacerlo tú? ¿Debes deshacerte de ese montón de caramelos de *Halloween* escondidos en la cocina para no estar tentada a comértelos? Esos pasos pueden hacer más fácil cumplir tus metas.

---

### Opta por metas alcanzables

Tratar de lograr metas poco realistas simplemente te hace caer en decepciones y fracasos. Tienes más probabilidades de ajustarte a tu plan si optas por metas que realmente puedas lograr. Por ejemplo, si has tenido sobrepeso durante décadas, decidir que vas a reducirte a lo que pesabas el día de tu boda puede ser un desafío demasiado grande; tratar de lograrlo puede frustrarte tanto que te darás por vencida durante la primera semana. En lugar de ello, comienza con una meta más modesta y que puedas alcanzar, tal vez la mitad de lo que has aumentado desde que te llevaron al altar.

### Haz lo que esté bajo tu control

Si concentras tus metas diarias y semanales en lo que vas a hacer en vez de en el resultado, tienes más probabilidades de tener éxito a largo plazo. Por ejemplo, en lugar de pensar que vas a bajar tres libras esta semana, decide mejor que vas a seguir la Mojito Diet lo más de cerca posible, y vas a estar activo veinte minutos al día. Puedes controlar lo que comes y cuánta actividad vas a realizar, pero no podrás necesariamente controlar un resultado específico (la cifra que aparezca en la balanza) todos los días o cada semana.

### Piensa también en tus sueños

Siempre y cuando optes por metas alcanzables y realistas, podrás esperar lograrlas, especialmente si defines un plan de acción que ajuste tus decisiones diarias con tus metas. Sin embargo, hay una diferencia entre metas y sueños. Los sueños no son tan alcanzables; es más, pueden parecer casi imposibles. ¡Pero eso no quiere decir que no debes soñar! Tus sueños pueden inspirarte, aunque no tengas idea de cómo realizarlos.

Por ejemplo, puedes soñar con correr un maratón o hacer la caminata por el Sendero de los Apalaches o escalar el Monte Everest. Cuando escribas tu declaración de objetivos, haz una nota de tus sueños también. Pero comienza con tus metas. Trabaja para lograrlas y hacerte más fuerte y más saludable. Entonces, un día quizás estés en un lugar en el que podrás convertir tus sueños en metas.

Mi sueño es ser cantante. Y canto en la ducha todos los días; mis hijos incluso me han grabado. Un día canté con unos mariachis en un programa matutino de Univision, pero francamente fue un desastre. Nunca llegaré a ser cantante profesional, pero créeme que seguiré cantando en la ducha no importa cuánto se rían de mí mis hijos. ¿Entiendes mi punto? Sigue empujando, sigue esforzándote; es cierto que nunca cantaré profesionalmente, ¡pero disfruto más mis duchas! A lo mejor ya no te sirve tu vestido de bodas, pero tu esfuerzo día tras día por bajar de peso y ser más saludable te va a hacer sentir como una recién casada otra vez.

### Escoge premios que se alineen con tus metas

Y ahora viene la parte divertida: ¿Qué vas a hacer para celebrar tu éxito cuando cumplas metas específicas? Los premios pueden ser una excelente motivación. Recomiendo que les asignes premios específicos a logros específicos. Por ejemplo, puedes decirte que si te mantienes activo durante veinte minutos durante cinco días de esta semana, te regalarás un nuevo par de gafas para el sol. O decide que después de seguir la Mojito Diet lo más fielmente posible durante tres semanas, vas a ir a que te den un masaje. He aquí algunas ideas de premios que pueden ayudarte a estar motivado: un nuevo perrito (no se lo digas a mi hija, por favor), un libro por tu autor o autora favorito (y una tarde tranquila para leerlo), un baño de espumas, un día en el spa, un pase de un día en un lujoso gimnasio, una manicura o pedicura, ¡o un fin de semana en Miami Beach!

### Plan para revaluar tu declaración de objetivos y metas

Te animo a que reevalúes tu declaración de objetivos y tus metas diarias y semanales, y las cambies si es necesario, especialmente si son muy fáciles o demasiado difíciles. Las metas pueden ser reescritas cuando cumplas con ciertas etapas. Por ejemplo, si planeas caminar una milla al día, puedes optar por aumentar tu meta a dos millas al día cuando empieces a caminar más rápido y te sientas más en forma.

### Sé amable contigo mismo

Mi último consejo es que no seas demasiado duro contigo. Fijar metas es importante, y claro que deseas dedicarte a ellas y tratar de cumplirlas. Pero a veces las cosas no resultan exactamente como uno las ha planeado, y está bien. Somos humanos y todos cometemos errores. Habrá días en que no vas a estar a la altura de tus expectativas. Cuando eso ocurre, sé agradecido contigo mismo por tratar. Reconoce que lo que estás intentando hacer no es fácil, pero realmente vale la pena. Perdónate por no alcanzar la meta. Y entonces, respira profundo y prométete hacerlo mejor mañana.

**SABIDURÍA DEL DR. JUAN**

## CREA UN EQUIPO

Tal como puedes sentirte arrastrado por la negatividad y el pesimismo de los demás, puedes levantar el ánimo con el positivismo y el optimismo. Te urjo a que reúnas un equipo de personas positivas, de apoyo, que estén entusiasmadas con tus metas de bajar de peso, que estén dispuestas a alentarte cuando estés cumpliendo y que te alcen cuando te sientas por el piso. Cuéntale a tu equipo sobre tus planes de bajar de peso, y pídele que esté presente para apoyarte cuando lo necesites. (Y ofréceles devolverles el favor si ellos quieren seguir la Mojito Diet contigo).

Estudios han encontrado que el apoyo social puede tener un impacto inmensamente positivo en la pérdida de peso. No importa si te comunicas con los que están entusiasmados con tus planes en persona, por teléfono o por internet. El apoyo positivo puede hacer que el viaje hacia la pérdida de peso sea mucho más divertido y exitoso, por lo que debes procurarlo dondequiera que lo encuentres.

# TESTIMONIO DE ÉXITO DE LA MOJITO DIET: ANA

*Hacer ejercicio cinco veces por semana, pero sin perder libras*

El principal incentivo de Ana para probar la Mojito Diet fue ver mejores resultados de todo el esfuerzo que ponía en sus ejercicios. Aunque Ana, de veinticuatro años, que trabaja como administradora de medios digitales, iba al gimnasio de tres a cinco días a la semana, no estaba perdiendo peso. "Me di cuenta de que también tenía que comer una dieta balanceada", dice Ana.

Ana comenzó a bajar de peso tan pronto como empezó a seguir la Mojito Diet y en un mes bajó quince libras y se quitó tres pulgadas de cintura. Perder peso vigorizó a Ana porque le permitió ver realmente el impacto positivo que su régimen de aptitud física tenía sobre su cuerpo.

Y además vio también un beneficio inesperado: después de comenzar la Mojito Diet, Ana empezó a dormir mejor.

Aunque Ana había estado tratando de comer más saludablemente durante los últimos dos años, esta era la primera vez que seguía formalmente un plan de dieta. "Tuve una experiencia positiva que me abrió los ojos con la Mojito Diet", dice Ana. "La Mojito Diet me dio la estructura que necesitaba. Me obligó a pensar en las porciones de alimentos —y de las bebidas— que estaba poniendo en mi cuerpo. Me enseñó que la moderación es la clave de los resultados y de mantener un estilo de vida saludable".

Ana aprecia que la Mojito Diet no es demasiado estricta y le da espacio al alcohol. "En su mayoría las dietas restringen demasiado los alimentos y eliminan completamente cualquier forma de alcohol", dice Ana. "Quería una dieta que pudiera seguir a largo plazo y disfrutar su proceso. No quería una dieta que me hiciera sentir miedo al empezarla y contar las horas hasta terminarla".

Cuando empezó a seguir la Mojito Diet, Ana llevaba un control de sus porciones diarias en su teléfono celular a fin de poder referirse a ellas en cualquier momento. Pero ahora se las sabe de memoria y tiene una buena percepción visual de cuánta comida debe comer cada día, dice. "Esta dieta se ha convertido en una herramienta esencial en mi vida y tengo planes de seguir usándola durante muchos años más".

# 4

Siente el ritmo con
el plan de ejercicios
de la Mojito Diet

**A *veces mis pacientes me preguntan*** si tienen que hacer ejercicio. ¿Pueden perder peso sin hacerlo? La respuesta es sí. Aunque es más fácil bajar de peso si se combina una dieta saludable con actividades diarias, también es cierto que puedes perder peso sin hacer ningún ejercicio. Pero, mi amigo, si este es tu plan, te ruego que lo reconsideres. El ejercicio es tan bueno para ti y tiene tantos beneficios de salud que, si pudiéramos poner todos esos beneficios de salud en una pastilla, sería el medicamento más recetado en todo el mundo. El ejercicio nos ayuda de tantas maneras que, si fuera una medicina, sería considerado un milagro, y la gente haría una larga cola afuera de las consultas de sus médicos para obtener una receta.

La actividad no solamente nos ayuda a bajar de peso. También reduce el riesgo de docenas —tal vez incluso cientos— de condiciones de salud y enfermedades, incluyendo casi todas las condiciones crónicas que tienen un lugar en la lista de las principales causas de muerte en los Estados Unidos. El ejercicio puede prolongar la vida y a la vez mejorarla también. Una investigación publicada en 2012 reveló que el ejercicio regular le agregó entre dos y siete años de vida a los participantes del estudio. Esos números conducen a una conclusión bastante asombrosa: para los que participaron del estudio, que siguió a más de 650.000 adultos de todas las edades durante diez años, se vinculó cada minuto de ejercicio con hasta siete minutos extra de vida.

La manera más efectiva de bajar de peso y nunca más aumentar es combinar una dieta saludable con actividades que quemen calorías y fortalezcan el corazón y los pulmones. Puedes hacer cualquier tipo de actividad que prefieras —caminar, nadar, trotar, jugar tenis o cualquier otra cosa— pero si quieres divertirte mucho, te recomiendo de corazón que bailes salsa.

Espera. Puedes estar pensando que tú no sabes bailar, o que no te gusta bailar. Después de todo, trataste en la escuela secundaria y te hizo sentir como un tonto. O tomaste clases de baile de salón antes de tu boda y nunca le agarraste la vuelta porque tienes dos pies izquierdos. O piensas que eres demasiado viejo, demasiado gordo, demasiado descoordinado o demasiado tímido para aprender a bailar. O no tienes con quién bailar.

Si cualquiera de esos pensamientos te vienen a la mente en relación con el baile, déjame decirte lo siguiente: estás equivocado, equivocado, equivocado, equivocado, equivocado. ¡Y equivocado otra vez! Si piensas que no te gusta el baile, o no sabes bailar, probablemente nunca has tratado de bailar salsa. Es una de las actividades más divertidas que te puedas imaginar, ¡y cualquiera sabe hacerlo! Si sabes caminar, sabes bailar salsa. Y si te agrada la idea de divertirte tanto haciendo una actividad de aptitud física que hasta te olvidas de que estás haciendo ejercicio, tienes que darle una oportunidad a la salsa.

En Miami, bailar salsa es algo que surge en fiestas, bodas, celebraciones familiares y cualquier otra reunión en la que haya personas y música. Me encanta ver a amigos y familiares de todas las edades y tamaños bailar salsa juntos, riéndose y disfrutándose mutuamente y moviendo sus cuerpos. Camina por Ocean Drive o Collins en Miami Beach casi cualquier día de la semana, y oirás el ritmo de percusión de la música de salsa (un patrón de ritmo conocido como "clave") fluyendo de los muchos clubes que atraen a tantas personas a nuestra ciudad. ¡Es casi imposible ver gente bailando salsa y no querer sumarse!

**SABIDURÍA DEL DR. JUAN**

# ANTES DE EMPEZAR A MOVERTE

Mantén estas sugerencias en mente al hacer un plan de ejercicio.

▶ *Consulta a tu médico.* La intensidad moderada no tiene riesgos para la mayoría de las personas, aunque padezcan de condiciones de salud crónicas. Pero es importante que obtengas la aprobación de tu médico antes de comenzar a hacer ejercicio, especialmente si tienes problemas de salud o has estado inactivo.

▶ *Haz ejercicio de forma segura.* Asegúrate de seguir las reglas de seguridad relacionadas con tu actividad. Por ejemplo, usa un casco para montar bicicleta y vístete de colores claros cuando caminas por la noche. Y sigue cualquier guía de salud que tu médico recomiende. Por ejemplo, los médicos sugieren que la gente que padece de presión arterial alta se abstenga de levantar pesas pesadas y lo haga con pesas más ligeras. Si tienes diabetes, tu médico puede recomendarte que comas algo antes de hacer ejercicio para evitar la hipoglucemia. No hay problema. Simplemente averigua lo que tienes que hacer, y hazlo.

▶ *Equípate.* No necesitas gastar mucho dinero en ropa de última moda para ejercicio, lo importante es usar ropa y zapatos que sean cómodos y adecuados para cualquier actividad que escojas. (Para los mejores resultados y seguridad óptima, escoge zapatos diseñados para tu tipo de actividad, tales como zapatos de caminar o de correr). Y ten en mente que el ejercicio te va a dar calor, por lo que debes vestir ropas sobrepuestas que te permitan refrescarte cuando suba el nivel del pulso.

▶ *Tómatelo con calma.* Si eres sedentario y raramente haces ejercicio, no es una buena idea tratar de incurrir desde el inicio en una hora de ejercicios vigorosos. Si lo haces así, corres el riesgo de abandonar el ejercicio (cojeando, lo más probable) adolorido y desalentado. Ve a un paso que sea seguro para ti y aumenta su intensidad según vayas sintiéndote con mayor aptitud física.

▶ *Mantente hidratado.* Toma agua antes, durante y después del ejercicio.

> ▶ *Sigue probando nuevas actividades hasta que encuentres una que te guste.* Además de bailar salsa y caminar ligero, puedes tratar de trotar, correr, hacer aeróbicos en el agua, jugar tenis, montar en bicicleta, nadar, jugar baloncesto o cualquier otra actividad o deporte. O mézclalos y haz algo diferente cada semana.

## Ejercitar la alegría

Lo que más me gusta de bailar salsa como actividad física es que es algo muy divertido. Mis pacientes a veces se quejan de que el ejercicio se siente más como un trabajo arduo que como algo divertido —si alguna vez te has parado a ver minuto a minuto a alguien caminando sobre una trotadora o montado a una bicicleta estacionaria, sabes de lo que estoy hablando—. Pero bailar salsa es tan divertido que es fácil perder la noción del tiempo al sumergirte en la música y el movimiento. En los clubes de baile, la gente baila salsa por horas, y cuando finaliza la última pieza musical, ¡quedan asombrados de lo rápido que se les fue la noche!

Disfrutar las actividades físicas que decidas hacer es importante porque es difícil dedicarse a un ejercicio que a uno no le guste. La vida es demasiado corta para el esfuerzo de nadar varias piscinas durante media hora si no te gusta meterte en el agua. Siempre digo que, si le pides a los latinos que corran un maratón a las 6 a.m., muy pocos llegarían, pero si nos invitas una tarde a un festival de salsa, todos estaremos allí ¡y nos quedaremos durante horas moviéndonos!

Lo he visto muchas veces con mis pacientes: cuando intentan una actividad de aptitud física que no disfrutan, la abandonan después de semanas o días. Es simplemente demasiado difícil hacer algo que a uno no le gusta. Es por eso que te animo a que trates de bailar salsa. Los que bailan lo hacen de corazón. Es más, bailar salsa puede quemar tantas calorías como trotar o nadar varias piscinas, pero creo que es mucho más divertido.

Todos los tipos de baile son un gran ejercicio, pero la salsa es especialmente buena para la aptitud física. En la salsa mantienes típicamente el nivel del torso balanceado mientras mueves las caderas, las piernas y los pies. Esto te da múltiples beneficios físicos: los movimientos vigorosos te dan un ejercicio cardiovascular al hacer que los latidos del corazón vayan más rápido y aumenten la velocidad de la vertiente sanguínea en todo tu cuerpo, además de que mantener erguida la parte superior del cuerpo ayuda a fortalecer los músculos de tu zona media (abdominales, espalda y pelvis). Y al mover la parte inferior del cuerpo, ejercitas los músculos de las caderas y las piernas. El baile también te ayuda a tener mayor flexibilidad y balance, lo cual es importante a cualquier edad, pero especialmente según vamos envejeciendo. Bailar salsa es realmente un ejercicio de cuerpo completo.

Una de las grandes ventajas de bailar salsa es que lo puedes hacer en cualquier momento, en cualquier lugar. En Miami, a veces ves a la gente haciendo movimientos de baile mientras caminan en la calle o esperan el autobús. Es divertido ir a un club a bailar, pero puedes bailar en tu casa también. Bailar salsa es un excelente ejercicio casero porque es fácil de hacer. Simplemente pon algunas canciones de salsa en el teléfono y baila por diez minutos. Es así de fácil. Y si quieres ver algunos pasos de salsa de alto nivel, ve un viernes por la tarde a Estefan Kitchen, un restaurante propiedad de mis amigos Gloria y Emilio Estefan en el distrito de diseño de Miami. Verás algunos espectaculares movimientos de salsa de parejas de todas las edades. Y ya que estás allí, pide uno de los fabulosos mojitos de Estefan Kitchen. ¡Son los mejores!

## SABIDURÍA DEL DR. JUAN

# EMPIEZA DONDEQUIERA QUE ESTÉS

A veces cuando aconsejo a mis pacientes a que comiencen a hacer ejercicio, se avergüenzan. "¡No puedo ir a un gimnasio, Dr. Juan! ¡Estoy demasiado fuera de forma!". ¡No aceptes esa manera de pensar! Y no te avergüences de comenzar dondequiera que estés, aunque estés totalmente fuera de forma o nunca hayas hecho ejercicios antes. Si estás empezando un plan de ejercicios por primera vez en tu vida, debes sentirte enormemente orgulloso, no avergonzado. Levanta la cabeza bien alta, enorgullécete de ti mismo, ¡y lánzate a hacerlo! Sé que se necesita valor para hacerlo, pero también sé que eres más fuerte de lo que piensas. Y sé que cada vez que veo a alguien en mi gimnasio que tiene sobrepeso o está obviamente fuera de forma, yo no lo juzgo. Al contrario, ¡me siento emocionado de que estén saliendo de su zona de confort hacia un futuro más saludable!

Está perfectamente bien comenzar lentamente y aumentar tu tiempo e intensidad gradualmente. Si lo único que puedes hacer en este momento es caminar lentamente durante cinco minutos, entonces camina lentamente durante cinco minutos. Hazlo todos los días y antes de que te des cuenta podrás caminar durante diez minutos. Y después quince minutos. Lo mismo es cierto con las clases de salsa o de Zumba o cualquier otra actividad. No te sientas mal si no puedes mantenerte al nivel de los demás. Sé fiel a ti mismo. El mejor lugar para empezar es exactamente donde estás en este momento. Ve a tu propio ritmo, ten fe de que vas a estar en mejor forma con el tiempo y celebra el hecho de que estás avanzando.

## Aprender a bailar salsa

No puedo enseñarte los movimientos de la salsa en un libro, pero puedo darte algunas ideas de cómo aprender a bailar salsa tú mismo. Y te garantizo que, aunque no tengas experiencia en bailes, puedes aprender salsa.

Una buena manera de aprender pasos de salsa es con videos de YouTube o DVDs. Puedes comenzar ahora mismo. Simplemente pon un video y síguelo. No te preocupes si te demoras un poco. Lo que importa para el corazón y los músculos es que estés moviendo el cuerpo, no que estés bailando una perfecta coreografía. Olvida si tus pasos están bien; lo que tienes que hacer es practicar la concienciación y utilizar todos los sentidos para apreciar lo que estás haciendo. Disfruta el sonido de la música, la energía que sientes en los músculos despertándose y comenzando a moverse y la sonrisa en tu rostro al poner a un lado el estrés del día para concentrarte en hacer algo para ti, algo que te levante y te saque de la butaca. ¡Canta con la música si quieres! ¡Sigue el ritmo sonando los dedos y mueve las caderas! ¡Simula que eres Gloria Estefan o Marc Anthony! Celebra el hecho de que estás vivo y dándole a tu cuerpo el regalo del movimiento.

Otra manera de aprender a bailar salsa es tomar clases de baile. En ciudades en todo el país los clubes de baile ofrecen lecciones y fiestas de baile latinas temprano por la noche o los fines de semana, antes de que la multitud que toma más en serio el baile llegue al salón. Las clases son gratis o económicas. Ve a Google y busca "clases de salsa" y pon el nombre de tu ciudad o pueblo, y probablemente te sorprenderás de las muchas opciones que hay para tomar clases de salsa.

Las clases de baile latino y de salsa pueden encontrarse también en los estudios locales de danza, en los centros de educación comunitaria, gimnasios y clubes de salud, muchos de los cuales han descubierto que bailar salsa ofrece una fantástica mezcla de diversión y aptitud física para gente de todas las edades. Quizás incluso puedas encontrar clases de aptitud física con baile latino en el departamento de educación al paciente de tu hospital.

Como otros tipos de bailes latinos, la salsa usualmente se baila con una pareja, pero si estás solo, no te preocupes. La salsa es social por naturaleza, por lo que la mayoría de los clubes y clases de salsa te encontrarán una pareja si no traes a nadie. Y en la casa, puedes bailar solo. Tus nuevas amistades y tú pueden crear su propio grupo de salsa de la Mojito Diet, y beber tus premios de mojitos al ritmo de salsa.

Si disfrutas la salsa, pueden también gustarte otros estilos de baile, como el flamenco, el baile de salón, el zapateo, el *swing*, el *hip-hop*, el baile tradicional (o *square dance*), la contradanza, el baile en línea, el tango, el merengue, la soca, la samba o el mambo. Una vez que comienzas a bailar ¡es difícil parar!

## Zumba y otros ejercicios de baile

Al establecerse con claridad los beneficios físicos de los bailes de salsa y otros bailes latinos, la salsa ha ido más allá de los clubes de baile y ha ido a dar a los gimnasios y a los centros de aptitud física del país y de todo el mundo. Varios tipos de clases de aptitud física enfatizan el factor de la alegría del ejercicio combinando los movimientos del baile con movimientos de ejercicios tradicionales.

Uno de los más populares de esos es el Zumba, una creación de Alberto Pérez, un bailarín colombiano, coreógrafo y ciclista en los años noventa. (El lema oficial del Zumba es: "¡Dejen el ejercicio! ¡Súmense a la fiesta!"). El Zumba combina movimientos de una variedad de estilos de baile, como la salsa, el *hip-hop*, el merengue, el flamenco, la soca y el mambo, así como movimientos de entrenamiento de fuerza como las zancadas y las sentadillas.

Lo que me gusta tanto del Zumba es que no es solamente divertido, sino que es un ejercicio fenomenal. Un estudio del Consejo Americano de Ejercicio reveló que practicar Zumba quema más de nueve calorías por minuto, lo cual es tanto como trotar o pedalear en ciclismo a quince millas por hora. "Es un ejercicio de cuerpo completo, un buen ejercicio aeróbico de alto nivel de energía", dijo John Porcari, Ph.D., del Departamento de Ejercicio y Ciencia Deportiva de la Universidad de Wisconsin, La Crosse. "El ejercicio que ofrece el Zumba es bueno también para fortalecer el centro abdominal y aumentar la flexibilidad debido a que tiene muchos movimientos de cadera y de la sección abdominal del cuerpo".

Otra investigación ha revelado que el Zumba es una actividad muy efectiva para bajar de peso. Por ejemplo, los investigadores encontraron que cuando las mujeres con sobrepeso u obesas que padecían de diabetes tipo 2 practicaban Zumba tres veces por semana durante dieciséis semanas, bajaban exitosamente de peso y reducían la grasa del cuerpo. Y a los investigadores les complació ver que las mujeres del estudio continuaron asistiendo a las clases de Zumba a pesar de que el estudio había concluido. "Al parecer, la mayoría se divirtió, hizo nuevas amistades y no consideró que el Zumba fuera difícil", dijo la coautora del estudio Jamie Cooper, profesora asociada de la Universidad de Georgia.

El Zumba parece atraer a muchas personas a quienes no les gustan los típicos regímenes de ejercicio. Visité una clase de Zumba recientemente en la YMCA, y vi a docenas de personas de todas las edades, tamaños y niveles de aptitudes físicas bailando y riéndose y sudando bastante. La estaban pasando fenomenal, divirtiéndose mucho más que la gente en bicicletas estacionarias. Pero lo que más me gustó fue saber que varias de las personas que asisten regularmente a la clase de Zumba van a tomar café juntas después de la clase. Y algunas van a bailar juntas de vez en cuando a un club de baile latino que está cerca. ¡Qué magnífica manera de hacer nuevas amistades y ponerse en forma!

Para encontrar una clase de Zumba cerca de ti, visita www.zumba .com y pon tu código postal.

## Y no te olvides de caminar

Aunque yo considero que bailar salsa es una de las actividades más divertidas y gratificantes, tengo que incluir mi promoción por la práctica de caminar, porque es una de las mejores y más fáciles actividades de aptitud física. Puedes caminar a cualquier hora, adonde quieras. Lo único que necesitas es un par de zapatos cómodos y estás listo para un gran ejercicio.

Caminar a paso ligero (a un paso de 3 millas por hora o más rápido), brinda los mismos beneficios de salud que otras actividades que te elevan el pulso a la zona de cardio. Es especialmente bueno para la gente obesa que nunca antes han hecho ejercicio, así como para aquellos que se sienten cohibidos de hacer ejercicio.

Empieza a un paso fácil y cómodo los primeros minutos de tu caminata. Al ir calentando, acelera un poquito. No te preocupes si sólo puedes caminar unos minutos, ¡o si caminas a paso de caracol! Lo que importa es que estás ahí afuera poniendo un pie delante de otro. Si este ejercicio es nuevo para ti, planifica caminar lentamente durante cinco minutos diarios cada día de la semana. Luego sube a diez minutos diarios. Aumenta tus caminatas diarias gradualmente, y sin que te des cuenta estarás caminando más tiempo y más rápido. Tu meta al principio es crear un hábito de ejercicio, no ganar carreras.

Según se eleve tu aptitud física, puedes añadir desafíos que hagan de tu caminata un ejercicio. Por ejemplo, puedes caminar más rápido, más lejos y con mayor frecuencia. Puedes subir lomas y escaleras. Puedes agregar ocasionales aumentos de velocidad a tus caminatas. Y puedes mezclar caminar y trotar, si quieres.

Caminar es una gran actividad para hacer con otras personas. En vez de reunirte con una amiga para una comida o una merienda, ¡vayan a caminar juntas! Te asombrarás de la distancia que puedes cubrir mientras charlas y te pones al día con tu amiga. Y si estás afuera caminando, no estarás comiendo comidas pesadas y ricos postres.

Para óptima seguridad, usa el sentido común cuando salgas a caminar. Camina en las aceras, usa ropa de colores brillantes, lleva una linterna por la noche y mantén el volumen bajo si estás oyendo música o *podcasts* para mantenerte alerta de lo que pasa a tu alrededor.

## Divídelo en "explosiones" de diez minutos

Desafortunadamente, a pesar de las muchas ventajas del ejercicio, solo la mitad de los americanos adultos cumple con las guías recomendadas para las actividades de cardio. Y muchos menos —solo uno de cada cinco— cumplen con las guías de ejercicio aeróbico y de fortalecimiento de los músculos.

¿Por qué la gente no hace el ejercicio que necesita? Un gran factor es el tiempo. Las guías recomiendan un total de 150 minutos a la semana (dos horas y 30 minutos) de ejercicio de intensidad moderada, tal como caminar ligero, así como sesiones para el fortalecimiento de los músculos para trabajar los principales grupos de músculos.

Entiendo. Hacer ejercicio 150 minutos a la semana suena como una gran cantidad, y pienso que al oír mencionar ese número muchas personas se desaniman. Pueden sentirse intimidadas por la idea de hacer ejercicio dos horas y media todas las semanas, y pueden incurrir en una mentalidad de todo o nada y se convencen a sí mismos de que, si no pueden cumplir con esa meta, no tiene sentido hacer ningún tipo de ejercicio. La verdad es que cualquier actividad es mejor que ninguna, así que, aunque no puedas cumplir con metas altas de ejercicios, pueden aún tener un impacto en tu peso y tu salud.

Hay otra cosa importante que debes saber antes de descartarlo bajo la idea de que no tienes tiempo para hacerlo. Probablemente conoces a personas que corren millas cada día o nadan una hora por la mañana. Pero el hecho es que no tienes que programar grandes segmentos de tiempo para ejercitarte. Muchos estudios han descubierto que desplegar la actividad en segmentos de diez minutos durante todo el día es tan efectivo como hacer ejercicio durante largos períodos de tiempo. Puede que no tengas tiempo para ejercitarte durante sesiones de media hora cada día de la semana, pero pocos de nosotros podemos afirmar que no es posible acomodar unas pocas "explosiones" de diez minutos de actividad cada día. Es fácil hacer una "explosión" para bailar salsa, poner tres o cuatro canciones y ya. Muévete en público o en privado, ¡pero hazlo!

En vez de decir que no tienes tiempo para hacer ejercicio porque no puedes dedicarle una gran cantidad de tiempo cada día, intenta algo como lo siguiente: sal a caminar diez minutos por la mañana antes de ir al trabajo. Pon música y baila salsa durante diez minutos después del almuerzo. Agarra tu bicicleta cuando llegues a la casa y sal a dar una vuelta de diez minutos por el vecindario. O pásate diez minutos haciendo un mini ejercicio que incluya trotar en el mismo sitio sin avanzar, saltos de tijera, abdominales, sentadillas, postura de tabla y flexiones de tríceps apoyándote en un banco o el sofá mientras miras televisión por la noche.

Tu meta durante estas explosiones de actividad de diez minutos es moverte bruscamente para acelerar los latidos del corazón, y hacer que tu pulso se mueva hacia la "zona de cardio". ¿Qué significa esto? Numéricamente, el pulso objetivo para la zona de cardio para una actividad de intensidad moderada es de 100 a 150 latidos por minuto, dependiendo de tu edad y tu nivel de aptitud física. Si eres asiduo a los números, cómprate un monitor para medir el pulso y aprende todo acerca de usar tu edad y tu pulso máximo para calcular exactamente cuál debe ser tu óptima zona de cardio. Pero si prefieres mejor mantener las cosas fáciles, simplemente usa la prueba de la voz para determinar si estás en la zona de cardio: sabes si estás haciendo una actividad de intensidad moderada en la zona de cardio si puedes hablar, pero no cantar mientras estás haciendo el ejercicio. Según avanzas, modera la velocidad un poco si no puedes hablar y aumenta la velocidad si puedes fácilmente cantar mientras haces el ejercicio. ¡Deja que Marc Anthony sea el que cante! Simplemente mueve las piernas, las caderas y, por favor, hazlo todo con tu intenso gesto de salsa. ¡Contágiate de esa pasión latina!

No consideres estas sesiones de ejercicio de diez minutos como castigos. Mejor, piensa que son recesos que tomas de tu día, una suerte de pausas para tomar café, pero mucho mejores. El ejercicio te vigoriza de una manera que el café no puede lograr. Una vez que tienes el corazón bombeando, es probable que descubras que tienes más energía, te sientes menos cansado y estás mejor dispuesto a concentrarte en lo que sea que tengas en tu lista de cosas pendientes de hacer cada día.

Tienes más probabilidades de hacer ejercicio si verdaderamente lo conviertes en una prioridad en tu vida. Yo tenía un paciente que estaba desesperado por bajar de peso, pero nunca hizo que fuera una prioridad cambiar su dieta o empezar a hacer ejercicio. En otras palabras, lo que decía no cuadraba con sus acciones. Tenía un negocio de *catering*, y su trabajo era muy importante para él. Una vez le pregunté: "¿Tus ejercicios y bajar de peso son tan importantes para ti como tu negocio?". Dijo que sí. Entonces le dije: "Si eso es así, ¿por qué no marcas tus ejercicios en tu calendario como lo haces con las reuniones de trabajo y las actividades del *catering*?". Entendió mi argumento, y comenzó a agregar el ejercicio en su horario del día, priorizándolo tal como hacía con sus compromisos del negocio. Me dijo que tomaba sus ejercicios con tanta seriedad como su trabajo, y ni siquiera contestaba el teléfono cuando estaba haciendo ejercicios, aunque la llamada fuera de un potencial cliente nuevo. A los seis meses, había bajado treinta libras.

## Estrategias de pensamiento para activarte

En el capítulo 2 hablamos del proceso de reestructurar pensamientos negativos automáticos sobre dietas y bajar de peso. Esta técnica es también una manera útil de cambiar tus pensamientos negativos acerca del ejercicio. He aquí algunas maneras de reorientar tus pensamientos de una manera que te ayude a traer más actividades a tu vida.

▶ **PENSAMIENTO NEGATIVO DAÑINO:** No puedo hacer ejercicio porque tengo demasiado sobrepeso, y no tengo buena salud.

*Pensamiento útil reestructurado:* El Dr. Juan dice que el ejercicio es seguro para la mayoría de las personas, incluso para aquellas que tienen sobrepeso o son obesos o padecen enfermedades crónicas. Para estar seguro, consultaré a mi médico. Si él dice que es algo sano y seguro, lo intentaré. Sin embargo, por estar preocupado, empezaré con algo simple, como caminar alrededor de mi manzana y le pediré a mi pareja o a un amigo que me acompañe en caso de que me sienta mal por el camino.

▶ **PENSAMIENTO NEGATIVO DAÑINO:** No puedo hacer ejercicio porque me sentiría muy avergonzado de participar en una clase de ejercicios o ir a un gimnasio.

*Pensamiento útil reestructurado:* Puedo hacer ejercicio por mi cuenta, sin ir a una clase o un gimnasio. Puedo bailar salsa en mi casa, caminar en mi vecindario o montar en bicicleta en el sendero junto a la playa. Quizá algún día, cuando me sienta más seguro, pueda pensar en tomar una clase de ejercicios, pero por ahora, puedo hacer ejercicio perfectamente bien por mi cuenta.

▶ **PENSAMIENTO NEGATIVO DAÑINO:** No tengo tiempo para hacer ejercicio.

*Pensamiento útil reestructurado:* Es cierto que mi horario me tiene muy ocupado. Pero si bajar de peso y mejorar mi salud son importantes para mí, puedo buscar tiempo para hacer ejercicio. Y no tengo que hacerlo durante largos períodos de tiempo; puedo dividirlo en "explosiones" cortas de diez minutos de actividad física. Trataré cosas diferentes, como levantarme diez minutos más temprano por la mañana e irme a caminar antes de irme al trabajo. Además, revisaré mi horario para ver cuándo podría hacer tiempo para el ejercicio. Busco el tiempo para ver televisión todas las noches; tal vez pueda ver menos televisión y darme un poco de tiempo para hacer ejercicio. O puedo hacer ejercicio mientras veo televisión.

▶ **PENSAMIENTO NEGATIVO DAÑINO:** Cuando he tratado de hacer ejercicio anteriormente, me ha parecido aburrido, así que no tiene sentido tratar otra vez.

*Pensamiento útil reestructurado:* Anteriormente, he tratado de ir al gimnasio y caminar en la trotadora por treinta minutos diarios. ¡Era aburridísimo! Esta vez, voy a usar una nueva táctica. Voy a probar varias actividades diferentes, tales como bailar salsa, caminar a la intemperie y pedirle a un amigo que juega tenis que me enseñe a jugar. Tal vez incluso piense en chequear la liga de fútbol a la que pertenece mi hermano. Si pruebo algo y no me gusta, en lugar de eliminar el ejercicio completamente, voy a probar otra cosa.

▶ **PENSAMIENTO NEGATIVO DAÑINO:** Estoy demasiado cansado para hacer ejercicio.

*Pensamiento útil reestructurado:* Es cierto que llego a la casa exhausto del trabajo. Pero no me siento tan cansado en otros momentos del día, así que voy a hacer ejercicio cuando me siento con más energía, como por la mañana, durante mi hora de almuerzo y los días que no esté trabajando. También, el Dr. Juan dice que la actividad puede llenarme de energía, así que voy a experimentar con diez minutos de ejercicios después del trabajo y ver cómo me siento. ¡Tal vez me ayude a renovar la energía después de un largo día de trabajo!

▶ **PENSAMIENTO NEGATIVO DAÑINO:** No hay manera de que pueda cumplir con la recomendación de hacer 150 minutos de ejercicio a la semana, así que ni me voy a molestar en hacer nada.

*Pensamiento útil reestructurado:* Tener esta visión de todo o nada sobre el ejercicio no me ayuda. Cualquier cantidad de ejercicio es beneficiosa, incluso si no puedo llegar a los 150 minutos a la semana. Voy a comenzar con una meta más fácil, haciendo diez minutos de ejercicio por día. Luego, cuando haya creado el hábito, le agrego otros diez minutos al día.

He aquí otra manera de pensar acerca del ejercicio: no como una tarea que debes agregar a tu lista de cosas que hacer o un requisito que te haya impuesto tu médico, sino como un regalo que te haces tú mismo por el trabajo que has hecho por ti, tu empleador y tu familia. Todos merecemos separar tiempo para nosotros, tiempo para cuidarnos. Si realmente no puedes crear algunos recesos de diez minutos para ti cada día, quizá sea porque estás abarcando demasiado. Vale la pena preguntarte a ti mismo si hay cambios que podrías considerar, como pedirle a tu pareja que asuma más trabajo en la casa o cuidando a los niños, o hablar con tu jefe acerca de balancear tus responsabilidades. Todos necesitamos cuidarnos.

# TESTIMONIO DE ÉXITO DE LA MOJITO DIET: **VANESSA**

### *Revertir la historia clínica familiar*

La historia de salud de la familia de Vanessa jugó un papel importante en su decisión de seguir la Mojito Diet. "Muchos miembros de mi familia padecen de presión arterial alta, colesterol alto y azúcar alto", dice Vanessa, de cuarenta años, que trabaja como administradora de oficina. "Cuando vi que mi nivel de colesterol iba en aumento, sabía que tenía que hacer algo. Quería bajar mi colesterol de manera natural antes de tener que considerar tomar medicamentos".

Durante sus primeras doce semanas de la Mojito Diet, Vanessa vio algunos resultados impresionantes: perdió veinte libras y la medida de su cintura disminuyó tres pulgadas. Pero acaso lo más emocionante fue la drástica mejoría de sus niveles de colesterol. El colesterol "malo" (LDL) de Vanessa, bajó de 155 a 83 y su colesterol total bajó de 219 a 167.

Anteriormente, Vanessa había probado con programas de pérdida de peso que le llevaban comidas a domicilio listas para consumir. Aunque disfrutaba de la comida que le preparaban, los programas no la ayudaron tanto como había esperado. "La comida a domicilio se volvió costosa y yo tenía que seguir cocinando para mi familia. Y no incluía un plan para cuando uno dejara las comidas".

Con la Mojito Diet, Vanessa prepara comidas saludables para su plan de pérdida de peso y para satisfacer a su familia. "Poder cocinar lo mismo para toda la familia es mejor. Todos se sirven como siempre, y yo me sirvo las porciones de la medida correcta. Soy un buen ejemplo para mis hijos y ahora soy un buen ejemplo también de cómo comer saludablemente en la casa".

Vanessa aprecia tener una manera fácil de controlar los tipos de grasas que come y anticipa el momento de sus mojitos de fin de semana. "Tomarlos sin sentirme culpable hace que el sabor sea mucho mejor. Seguir una dieta que te premia con un sabroso mojito es fenomenal", dice Vanessa. Y como si fuera poco, Vanessa dice que ahora que prepara agua de mojito, no solamente toma más agua cada día, sino que su piel ha mejorado también.

"Este es un cambio de estilo de vida para mejor", dice Vanessa. "Aprendes a cocinar comidas saludables de buen sabor en la casa y a escoger opciones inteligentes y saludables cuando vas a comer fuera. Estoy entusiasmadísima con la Mojito Diet: ¡voy a seguir con ella!".

# 5

## Prepárate para el éxito

*Hemos hablado sobre muchos* temas importantes hasta ahora: por qué es importante bajar de peso, cómo reestructurar pensamientos negativos automáticos sobre la pérdida de peso, el uso de premios para mantenerte motivado y hacer que estar en forma resulte divertido. Ahora, antes de profundizar en lo que estarás comiendo al seguir la Mojito Diet, consideremos algunas otras estrategias que pueden allanar el camino hacia una pérdida de peso efectiva.

### Documenta tu antes y después

A algunas personas les gusta documentar su "antes" mediante fotografías y tomando varias medidas de su cuerpo. Si crees que esto te ayudará, procede a hacerlo, pero si te hace sentir mal, ni te molestes.

### Prepara tu cocina

Algunos libros de dieta te piden que botes todo alimento en tu cocina que no se ajuste exactamente a su plan. No tienes que hacer eso con la Mojito Diet porque mi plan no te prohíbe comer ningún alimento. Sí quisiera pedirte que llenes tu plato con muchos alimentos saludables, y que limites ciertos alimentos que puedan interferir con la pérdida de peso. Pero no voy a decirte que nunca puedes comer esto o lo otro, porque si eres como yo, ¡eso te hará desear esos alimentos aun más! (Mmmmm. Tal vez si te digo que nunca comas col rizada, empezarás a desearla).

En lugar de esperar que alquiles un camión para que se lleve todas las bolsas de papitas, bizcochitos y dulces de la casa, sólo te pediré que mires alrededor de tu cocina y pienses si estarías mejor sin ciertos alimentos que te llevan a comer demasiado —llamémoslos "alimentos detonantes"—. Para mí, los postres son alimentos que me detonan, especialmente los flanes de coco y queso, que mi esposa hace a veces para ocasiones especiales como el Día de Acción de Gracias. Es una receta del restaurante de su padre y es, en mi opinión, el mejor flan del mundo. Cuando ese flan está en mi casa, no puedo dejar de pensar en él (¡o de comerlo!). Raras veces le pido a mi esposa que lo haga, porque sé que no soy confiable con ese postre. Si estuviera comenzando una dieta, ¡me aseguraría de que no hubiera ese flan en mi cocina!

Para los alimentos de merienda que quedan, considera reorganizar tus gabinetes y gavetas para que no estén a la vista. A veces, simplemente ver uno de estos alimentos te hace desearlo, así que es mejor ni mirarlos.

Según preparas tu cocina, asegúrate de tener tazas de medir, cucharas de medir y una balanza para medir las porciones. No siempre tendrás que medir tu comida, pero recomiendo hacerlo al principio, porque la mayoría de nosotros somos terribles a la hora de adivinar el tamaño de las porciones. También revisa que tengas envases para empacar almuerzos y guardar la comida que sobre. Creo que disfrutarás tanto de las recetas incluidas en este libro, que las vas a duplicar para que quede suficiente para el almuerzo del día siguiente o congelarlas para el futuro. Finalmente, saca un envase grande para frutas, porque es una parte importante de la Mojito Diet.

### Ve al supermercado

Al comenzar la Mojito Diet, puede que necesites hacer algunos cambios en tus hábitos de comprar víveres. Por ejemplo, la Mojito Diet incluye más vegetales y frutas que los que estás acostumbrado a comer. Y algunas de las recetas que he incluido en los planes de alimentos semanales pueden incluir alimentos y especias que no tienes a mano. (Las especias son un ingrediente importante en mis recetas, ¡así que llena tu gabinete de especias!). Sin embargo, no te voy a pedir que compres alimentos que requieran ir a tiendas especiales; generalmente, todo lo que necesites debe estar disponible en tu supermercado.

### Busca apoyo

Es fenomenal tener amistades, familiares, vecinos y compañeros de trabajo que te apoyen en tu proyecto de bajar de peso.

Empieza por tu familia inmediata. Explícales por qué quieres bajar de peso, qué cambios harás en tu manera de comer y cómo estarás cambiando tu horario para hacer tiempo para actividades físicas. Invítalos a que te acompañen en tu trayecto, pero no lo tomes como algo personal si no están interesados en montarse contigo en el vagón de tu Mojito Diet. Todos tenemos que bajar de peso y comer saludablemente cuando estemos listos, y la reacción será negativa si tratas de obligar a tu pareja u otro miembro de la familia a hacer cambios que no quieran hacer.

Si usualmente cocinas y preparas la comida en tu casa, coordina con tu familia para crear un plan que te permita seguir tus planes de alimentación saludable sin tener que preparar dos menús diferentes, apuesto a que, cuando prueben las recetas de la Mojito Diet, van a querer comer lo que estás comiendo, aunque no estén tratando de bajar de peso.

Piensa en quién en tu vida puede estar dispuesto a apoyarte, y habla con él o ella acerca de lo que pueden hacer exactamente para contribuir a tus esfuerzos. Por ejemplo, pídele a tu madre que cuide a los niños los sábados por la mañana para que puedas asistir a tu clase de Zumba, haz planes para acompañar a tu vecino a sacar a caminar los perros, o pídele a tu pareja que te ayude a hacer la compra en el supermercado o que te corte las frutas y los vegetales para la cena. Busca a personas que puedan estar dispuestas a acompañarte en tu plan y que te ayuden a responsabilizarte. Como todo en la vida, bajar de peso es más fácil cuando lo haces acompañado por alguna otra persona.

Cuando les dices a tus familiares y amigos que estás empezando una dieta para bajar de peso, probablemente vas a recibir mucho apoyo. Pero no te sorprendas si también recibes reacciones negativas.

Cónyuges, familiares y amigos ocasionalmente se sienten amenazados cuando alguien a quien quieren mucho comienza a comer mejor o hacer ejercicio. Algunas de las personas en tu vida no van a apoyar tus cambios; es más, puede que te saboteen activamente tentándote con tus comidas favoritas, sugiriendo que dejes de hacer ejercicio o hablando mal de tus opciones saludables.

Si esto ocurre, trata de hablar con esas personas amablemente. Reconoce que el cambio puede resultar amenazante para algunas personas —aunque sea positivo— y que pueden sentirse culpables por sus propias elecciones o envidiosos de que estés motivado a mejorar tu salud. Pero mantente firme en tu decisión de buscar metas de comer y hacer ejercicios que te ayuden a bajar de peso y mejorar tu salud.

Si no puedes contar con su apoyo, búscalo en otra parte, con amigos o familiares que pueden alentarte con felicidad y sin que se interpongan sus propios problemas. Al fin y al cabo, todos debemos tomar nuestras propias decisiones sobre nuestra salud.

### Empieza un diario de alimentación y aptitud física

Te recomiendo que empieces un diario de alimentos y actividades debido a tres razones importantes.

Primero, te estimula a prestar atención a lo que estás comiendo y hacerlo de una manera en que no lo harías si no estuvieras tomando nota.

Segundo, te ayuda a ser honesto. Es menos probable que hagas trampa con el tamaño de las porciones o con tus opciones de alimentos cuando llevas un registro de todo lo que comes en tu diario de alimentación.

Y tercero, diversas investigaciones han descubierto que las personas que mantienen diarios de alimentación y aptitud física tienen más éxito en bajar de peso que las que no lo hacen. De hecho, un estudio de 1.700 personas reveló que los que llevaban un registro de su ingestión de alimentos bajaron el doble del peso que los que no lo hicieron. Ese es un beneficio significativo que solo toma un par de minutos al día.

Somos propensos a subestimar cuánto comemos y sobrestimar cuánto nos movemos. Pero llevar un registro y anotarlo te obliga a ser más consciente de tus opciones y el impacto que pueden tener sobre ti. Llevar un registro de lo que comes y te ejercitas diariamente puede enseñarte mucho acerca de ti mismo. Por ejemplo, puede que no te des cuenta de la cantidad que comes o con qué frecuencia, o cuán poco te ejercitas. Quizás incluso quieras empezar a llevar la cuenta de lo que comes y haces antes de comenzar la Mojito Diet, a fin de poder ver claramente la diferencia en tus decisiones antes y después.

Cuando comiences tu diario de alimentación y aptitud física, usa cualquier formato que prefieras, sea en papel o en forma electrónica. Para las comidas, escribe lo que comes y tomas para cada comida y merienda, junto con la cantidad de comida, la hora a la que comiste, dónde comiste y cómo te sentiste antes y después de comer. Si no estás seguro de la cantidad exacta de lo que comiste, haz un estimado, pero que sea lo más preciso posible. Aun si has comido demasiado, o escogido alimentos que no eran parte de tu plan original, escríbelo todo. Sé honesto contigo mismo sobre las meriendas y la cantidad de comida que comiste. Nadie lo verá más que tú. Hacer trampas en lo que anotas en tu diario no te ayudará en nada.

Aproximadamente una vez a la semana, revisa tu diario de alimentación y aptitud física y busca tendencias. Mantener un registro riguroso que luego puedes analizar te puede ayudar a reconocer horas, comidas o estados de ánimo vinculados a comer de más, o hábitos que necesitas cambiar o éxitos que vale la pena repetir. Puedes identificar y reconocer situaciones que te conducen a comer más y a no hacer ejercicio, así como las circunstancias que te permitieron tener éxito. Por ejemplo, tu diario de alimentación puede decirte que tienes la tendencia a comer de más cuando socializas con determinado amigo, o que realizas fenomenales ejercicios por las mañanas, pero no por la tarde. Usa cualquier tendencia que notes para afinar tus planes de comida y actividad de ahora en adelante.

No tienes que mantener un diario de alimentación y aptitud física para siempre, aunque, si te ayuda, puede ser que quieras continuar. Pero, al lanzarte en tu viaje hacia la pérdida de peso, es increíblemente útil llevar una constancia honesta, detallada y precisa de lo que hiciste y no hiciste. De ese modo, puedes hacer los ajustes necesarios para ayudarte a cumplir tus metas.

## Equípate para hacer ejercicio

No te preocupes, no voy a decirte que gastes miles de dólares en una trotadora ni cientos de dólares en ropa de gimnasio de marca. Pero quisiera que inviertas una pequeña cantidad de dinero en un buen par de zapatos atléticos y cualquier cosa adicional que necesites para estar protegido, tener buen apoyo y sentirte cómodo cuando estés físicamente activo. Tienes mayores probabilidades de cumplir con tu plan de ejercicios si te sientes cómodo al hacerlos.

Para caminar y bailar salsa, lo único que necesitas es un par de zapatillas deportivas con una cómoda suela interior y soporte para el arco. No tienes que gastar mucho en zapatos; si no eres mañoso con las marcas y los colores, puedes adquirir lo que necesitas en rebajas o en alguna tienda de descuentos. Asegúrate de que los zapatos te queden bien, ajustados pero no apretados, con suficiente espacio para mover los dedos de los pies. Los expertos sugieren comprar zapatos deportivos por la tarde porque tus pies tienden a inflamarse ligeramente según avanza el día. Si los compras temprano en la mañana, puedes descubrir que por la noche no te sirven.

Además de zapatos, si quieres puedes comprar medias diseñadas para actividad física, si piensas que las necesitas. Elige medias que te queden bien para protegerte de las ampollas. Escoge entre medias sencillas de algodón o un material sintético que absorba el sudor de la piel. Las medias acolchonadas son agradables, pero no son necesarias a menos que te beneficien con el apoyo adicional que proveen.

En cuanto a la ropa, no hay razón alguna por la que tengas que comprar la última moda en ropa para ejercicios —a menos que quieras hacerlo, por supuesto—. Si te motiva tener nueva ropa de ejercicio, puedes reemplazar tu vestuario o comprar algo nuevo como premio por cumplir con tu meta. Pero si la idea de ir a una tienda de productos deportivos y probarte ropa activa te causa sudores, olvídalo.

## SABIDURÍA DEL DR. JUAN

## USA UN CONTADOR DE PASOS

Aunque no sea necesario, un contador de pasos como el Fitbit o una aplicación del teléfono es una buena manera de medir tu actividad diaria, especialmente si eres amante de los números. Algunos de mis pacientes se sienten mucho más activos cuando se ponen una meta diaria de, digamos, 10.000 pasos.

Tengo una paciente que literalmente se niega a acostarse hasta llegar a la marca de 10.000 pasos. Si se ha quedado corta durante el día, camina por toda la casa y sube y baja escaleras a la hora de dormir para llegar a la marca que dispara los fuegos artificiales de su Fitbit.

Puedes también controlar tu progreso escribiendo cuántos minutos estuviste activo. Pero si un contador de pasos te ayuda a mantenerte motivado y lo puedes costear, considera comprar uno.

## Duerme lo suficiente

Lo creas o no, el sueño y el peso están vinculados de maneras importantes. Algunas son bastante obvias; cuando estás cansado, es difícil reunir la energía para realizar una actividad física, y es común recurrir a la comida para sostenerte cuando te sientes desgastado y letárgico. ¿Quién piensa en cocinar una comida saludable cuando está cansado? Sentirte crónicamente cansado puede realmente tener un impacto en tu habilidad para tomar buenas decisiones sobre tu salud.

Sin embargo, es mucho más complicado que eso. Las investigaciones han demostrado que cuando estamos cansados, tendemos a desear alimentos altos en grasa y en carbohidratos, especialmente meriendas dulces y saladas. Eso ocurre porque el cansancio te desajusta la habilidad del cerebro de controlar tus deseos. La falta de sueño interfiere con la acción de las hormonas, como la leptina, la ghrelina y el cortisol, las cuales juegan un rol en el apetito, el hambre y la saciedad. Si no has descansando lo suficiente, puedes querer darle prioridad al sueño al empezar la Mojito Diet.

¿Cuánto sueño necesitas? Aunque eso varía según la persona, la mayoría nos sentimos más renovados y productivos con siete a nueve horas de sueño cada noche. A fin de determinar exactamente cuánto necesitas, hazte varias preguntas: ¿Sientes sueño durante el día? ¿Necesitas frecuentes dosis de cafeína para seguir andando? ¿Luchas por mantenerte despierto mientras estás viendo una película, en reuniones o conduciendo? Si ese es el caso, probablemente necesitas dormir más. Para llevar cuenta de cuánto estás durmiendo, considera incluir horas diarias de sueño en tu diario de alimentación y aptitud física.

Algunos pasos simples pueden ayudarte a dormir mejor. Ajústate a un horario, trata de que tu habitación sea propicia para el sueño (fresca, oscura y sin ruidos), evita mirar dispositivos electrónicos cerca de la hora de dormir y no tomes café ni alcohol por las noches si interfieren con tu sueño. A mí me ayudó mucho crear una rutina a la hora de dormir. Padecí de insomnio durante muchos años y dormía un promedio de cinco horas por noche. No fue hasta que cambié la higiene de dormir que comencé a completar ocho horas. Me tomo un té de maracuyá antes de acostarme, un consejo que recibí de un chamán en Guatemala cuando estaba grabando mi programa de televisión *Strange Medicine*. No llevo la computadora ni ningún otro tipo de trabajo a la cama. Mi teléfono está en mi mesa de noche porque no tengo otra opción: como médico, siempre tengo que estar localizable. Pero no lo uso a esa hora para revisar correos electrónicos o buscar algo en internet. ¡Y tampoco veo las noticias! Lo que hago es ver el mismo programa todas las noches: *Seinfeld*. Es un programa que me encanta y me hace reír, aunque ya me sé cada episodio de memoria. Mi cerebro sabe que cuando empieza *Seinfeld* es hora de dormir, y en unos quince minutos, casi siempre caigo rendido.

---

**SABIDURÍA DEL DR. JUAN**

## SI NO PUEDES DORMIR LO DEBES DECIR

Dormir bien no es un lujo; es necesario para una salud óptima y para tener éxito en la pérdida de peso.

Algunos problemas para dormir tienen una causa médica. Habla con tu médico si te despiertas con frecuencia durante la noche, si tienes dolor de cabeza por la mañana o tienes la boca seca, o si tu pareja nota que te estás despertando con frecuencia, si roncas, si te falta el aliento o sientes que te ahogas durante la noche. Esas pueden ser señales de una apnea del sueño obstructiva, prevalente entre las personas con sobrepeso u obesas. La apnea y otros trastornos del sueño pueden tratarse con éxito, así que asegúrate de llamar a tu médico si estás teniendo problemas para obtener el descanso que necesitas.

Hay mujeres que sufren sofocos de noche, afectándoles la calidad del sueño; a veces medicamentos como la terapia de hormonas o bajas dosis de antidepresivos pueden ayudar.

### Enfrenta el estrés

Como el sueño, el estrés juega un papel importante en tu habilidad para bajar de peso. Cuando estás estresado, tu cuerpo produce hormonas del estrés, como el cortisol, conocido como la hormona de "lucha o huida" que le da a tu cuerpo la ayuda que necesita para lidiar con situaciones peligrosas. Una vez que pasa el peligro, tu nivel de cortisol regresa a la normalidad. Sin embargo, si enfrentas estrés crónico que dura mucho tiempo —por ejemplo, un jefe que te trata mal rutinariamente, problemas financieros que te preocupan diariamente o un miembro de la familia que enfrenta una crisis de salud seria— tus niveles de cortisol pueden permanecer elevados durante largos períodos de tiempo.

El estrés crónico y el exceso de cortisol impactan en tu cuerpo de muchas maneras. Por ejemplo, pueden prevenir que duermas toda la noche, elevar la presión arterial, e interferir con tus niveles de insulina/azúcar en la sangre, ocasionándote sentir ansias de consumir carbohidratos. El cortisol en exceso debido al estrés crónico puede también contribuir a la acumulación de un exceso de grasa alrededor de la cintura y en lo profundo del vientre. Esta "grasa visceral", como se la conoce, suelta elementos químicos que contribuyen a la inflamación que eleva el riesgo de condiciones de salud como la diabetes y las enfermedades del corazón. Los niveles crónicamente altos de hormonas de estrés también causan que el metabolismo sea más lento, lo cual hace más difícil quemar las calorías de los alimentos y bajar de peso.

El estrés continuo puede dificultarte permanecer en tu plan de bajar de peso. Cuando estás estresado, tienes una menor tendencia a tomar decisiones saludables acerca de tus alimentos y el ejercicio. Estoy seguro de que has oído hablar del término "comer por estrés". Muchos de nosotros recurrimos a los alimentos cuando estamos estresados. Engullir un montón de galletas o una pinta de helado puede resultar relajante en el momento de comerlos, pero cuando terminas, es probable que te sientas más estresado porque has comido demasiado. Y, aunque sabemos que el ejercicio nos ayuda a reducir el estrés, puedes sentirte tentado a dejar de hacer ejercicio cuando se eleva el nivel de estrés.

A veces podemos eliminar las causas del estrés en nuestras vidas. Por ejemplo, si conduces para ir al trabajo durante las horas pico de tráfico y te causa estrés, tal vez puedas transportarte por tren o por autobús. Pero, frecuentemente, los causantes de tu estrés están fuera de tu control, y renunciar al trabajo para distanciarse de un jefe fastidioso simplemente puede no ser una opción, por ejemplo. Es ahí donde entran las técnicas para aliviar el estrés y las estrategias de relajación.

Cuando damos pasos para relajar nuestros cuerpos, nos concedemos un receso de las causas de estrés en nuestras vidas. Las estrategias de relajación, tales como la meditación, el yoga, la respiración profunda, la concienciación, la visualización, llevar un diario, pasar tiempo con gente que nos agrada, recibir apoyo social de otras personas y hacer ejercicio son algunas de las herramientas que podemos usar para relajarnos y darle un descanso a nuestro cuerpo del estrés crónico. Incurrir en técnicas para la reducción del estrés como estas puede de hecho reducir nuestros niveles de cortisol en la sangre. Aunque más no sea tomar unos pocos minutos para pensar en las cosas en tu vida por las que estás agradecido te da un respiro del estrés.

Si tienes estrés crónico en tu vida, te urjo a que realices los cambios necesarios para aliviarlo. Y para ayudarte a lidiar con las causas de estrés que no puedes cambiar, espero que pruebes algunas de las técnicas de relajación a fin de identificar las estrategias que puedan funcionar para ti. Hacer esto te ayudará a reducir el efecto del estrés crónico en tu salud, y a cumplir con tus objetivos en relación a la dieta, al ejercicio y a las metas para bajar de peso.

# TESTIMONIO DE ÉXITO DE LA MOJITO DIET: DENY

## *Luego de probar todo tipo de dietas*

Cuando cumplió cuarenta, Deny empezó a aumentar de peso. Este es un problema común en mujeres de entre cuarenta y sesenta años de edad: aunque no necesariamente estén comiendo más o moviéndose menos que antes, su peso comienza a elevarse. Es una situación muy frustrante causada por los cambios hormonales, la pérdida de masa muscular y un aumento en la grasa corporal.

"Probé muchas dietas diferentes y nada parecía funcionar", dice Deny, de cuarenta y siete años, ecografista. "Probé la dieta que elimina los carbohidratos y era tan difícil que finalmente la dejé. También probé contar calorías, y eso fue también muy difícil porque siempre necesitaba llevar cuenta de cada caloría que ingería".

Todo cambió para Deny cuando comenzó a seguir la Mojito Diet. En cuestión de días Deny comenzó a ver cambios en la balanza y en su cuerpo a pesar de no estar contando calorías o eliminando todos los carbohidratos. Finalmente, encontró el plan que le funcionó. En solo dieciséis semanas, Deny bajó veintidós libras.

Deny no está simplemente contentísima con su pérdida de peso, sino también mejorando la calidad de su dieta. Ella trabaja en una oficina médica y conoce de primera mano lo que una dieta no saludable puede causar. "Finalmente aprendí a comer saludable con comidas de todos los grupos de alimentos", Deny dice. "Soy más cuidadosa con los tipos de alimentos que como y el tamaño de las porciones. Esto es ahora una manera de vivir para mí y no podría estar más feliz. Como saludablemente, tengo más energía y me siento fenomenal".

Los planes de bajar de peso que Deny había probado antes de la Mojito Diet se orientaban más hacia lo que ella *no podía* comer, por lo que se sintió feliz de seguir un plan que le permitiera disfrutar de muchos de sus alimentos favoritos, incluyendo el alcohol. "Disfruto poder comer todos los tipos de alimentos en cada grupo y así y todo bajar de peso. Y lo mejor de todo es que puedo disfrutar ocasionalmente de una copa de vino, ¡sin sentirme culpable!".

# SEGUNDA PARTE

# PREPÁRATE PARA COMER Y BEBER

En la primera parte de este libro, examinamos algunas de las maneras en las que puedes tener éxito en la pérdida de peso cambiando tu mentalidad sobre la dieta y el ejercicio. En esta sección, vamos a hablar de las opciones de alimentos específicas que pueden impulsar tu pérdida de peso.

Empezaremos con las proteínas y los carbohidratos. Las proteínas son el motor que impulsa la pérdida de peso, pero los carbohidratos son también una parte crucial de la ecuación. Muchos planes de alimentos eliminan o reducen drásticamente los carbohidratos, pero la Mojito Diet los pone de vuelta en la mesa debido a su función crítica.

También hablaremos del Ayuno limpio de 16 horas, una manera sorprendentemente simple y efectiva de comer menos y bajar más de peso. Y te voy a decir cómo los deliciosos alimentos incluidos en la Mojito Diet pueden protegerte al corazón y al cerebro de enfermedades crónicas que pueden robarle alegría a tu vida.

En el camino, compartiré muchas sugerencias fantásticas para tomar decisiones inteligentes sobre lo que comes, que te ayudarán a cumplir tus metas mientras disfrutas de cada comida.

La Mojito Diet reúne una gama de las mejores prácticas que pueden allanar el camino hacia la pérdida de peso a largo plazo y una salud óptima.

# 6

## Pon la proteína
## a trabajar para ti

*Hay algo acerca de la proteína* que parece tocar una fibra emocional en muchos de nosotros. Tal vez sea porque la carne, el queso, la leche y otros alimentos de proteína están tan vinculados a nuestros recuerdos de la infancia. Por ejemplo, cuando yo era pequeño en Puerto Rico, comíamos lechón, un cerdo entero asado, en Nochebuena. La proteína era parte de todo tipo de circunstancias también. La sopa de pollo cocinada en casa para aliviar un dolor de garganta. Una parrilla llena de hamburguesas para empezar el verano. Una olla de bacalao para la cena del domingo. Y, por supuesto, mi madre hacía sándwiches de queso derretido con una taza de sopa de tomate para aliviar el dolor de una decepción. La proteína es el alimento al que recurrimos para las celebraciones, las angustias y el confort, ya que nos provee de un sólido sustento que es tanto emocional como físico.

La proteína nos llega también cuando enfrentamos el desafío de bajar de peso. Muchos estudios han revelado que incluir una cantidad saludable de proteína en nuestras dietas nos puede ayudar a bajar de peso y mantenernos en forma, ya que aumenta la sensación de saciedad después de comer y satisface el hambre y las ansias de comer entre comidas.

El truco, desde luego, es comer la cantidad adecuada de proteína y el tipo correcto de alimentos de proteína. Algunas veces pensamos que un alimento nos va a ayudar a bajar de peso si lo comemos en exceso, pensando que, si es bueno, mientras más comamos, mejor. La proteína es mayormente efectiva en la pérdida de peso cuando incluimos un poco en cada comida y merienda, como lo harás cuando sigas la Mojito Diet y escojas los alimentos de proteína que proveen la opción más nutritiva. Pero demasiada proteína —o del tipo equivocado de proteína— puede interferir con la pérdida de peso y con la salud.

En este capítulo observaremos bien cómo la proteína nos ayuda a bajar de peso, cuáles tipos de proteína proveen los mejores beneficios de nutrición y cómo comer la mejor cantidad de proteína para bajar de peso y mejorar la salud en general. Y mientras lo hacemos, hablaremos también un poco sobre la grasa dietética.

## Siéntete lleno por más tiempo

¿Alguna vez has notado que, poco tiempo después de comer, te sientes hambriento otra vez? ¿Y otras veces, te pasas horas sin pensar en comida? Una gran razón de esa discrepancia en lo que te demoras en sentir hambre otra vez después de comer es la cantidad de proteína que tiene la comida. La proteína es muy buena para hacerte sentir satisfecho. De hecho, los investigadores creen que la proteína te hace sentir más satisfecho después de comer que la grasa o los carbohidratos.

Para determinar esto, los investigadores hacen experimentos que funcionan de la siguiente manera: le dan a la mitad de un grupo de participantes en el estudio una comida alta en proteínas, y a la otra mitad una comida baja en proteínas. Entonces les preguntan a los participantes cuánta hambre sienten durante las horas después de haber comido. En general, los participantes del estudio que comieron alimentos altos en proteína dicen que se sienten más llenos durante más tiempo que los que comieron alimentos bajos en calorías.

Algunos estudios añaden un giro adicional: cuando es hora de comer otra vez, los investigadores invitan a los participantes de ambos grupos a que se sirvan ellos mismos de un bufet. A los participantes no se les dice cuánto deben comer; simplemente se les dice que coman según el hambre que tengan. Después de que los participantes terminan de comer, los investigadores miden cuánto han comido. Inevitablemente, los investigadores encuentran que los participantes que comieron una comida con alto contenido de proteínas anteriormente tienen la tendencia a comer menos en el bufet que los participantes que habían comido alimentos con bajo contenido de proteína. Esto sugiere que, aunque no estés activamente tratando de bajar libras, comer proteína en cada comida y merienda puede ayudarte a bajar de peso (o evitar aumentar). Así que imagina lo útil que es la proteína cuando estás siguiendo un plan como la Mojito Diet, ¡diseñado para ayudarte a adelgazar!

¿Por qué una comida rica en proteína te hace sentir más saciado? Hay varias razones. Una tiene que ver con el hambre y las hormonas de saciedad leptina y ghrelina. (La leptina *disminuye* el hambre, y la ghrelina *aumenta* el hambre). Cuando comes proteína, tu cuerpo emite menos ghrelina (la hormona del "hambre") y más leptina (la hormona de la "saciedad") que cuando comes carbohidratos o grasas.

Los investigadores encontraron prueba de esto cuando alimentaron a un grupo de voluntarios con un desayuno alto en proteína y al otro con un desayuno bajo en proteína. Cuando los investigadores midieron la cantidad de ghrelina en los cuerpos de los voluntarios unas horas más tarde, descubrieron que los que habían comido el desayuno alto en proteína tenían menos ghrelina en la sangre que los que habían comido un desayuno bajo en proteína.

Si esas razones no bastan para incluir proteína desgrasada en cada comida y merienda, como lo hacemos en la Mojito Diet, aquí presento un par de otras razones:

### La proteína evita que el azúcar en la sangre se eleve súbitamente

Comer una comida que contiene muchos carbohidratos de baja calidad provenientes de granos refinados y azúcar causa que el nivel de azúcar en la sangre suba rápidamente. Cuando baja, te da un hambre que te obliga a buscar más comida. Me es muy familiar este tipo de subida de azúcar. Por cierto, me considero un adicto al azúcar en recuperación. ¡Me encantan los postres! Me crie con los postres como una parte importante de todas nuestras comidas. Los disfrutamos como familia y a mi madre le encantaba hacerlos para nosotros. Como te comenté antes, de adulto, ¡he tenido períodos de tiempo en que escogía un restaurante basado en los postres que servían! El flan y las tres leches me vuelven loco. Pero he aprendido a combatir estos deseos regulando cuidadosamente la cantidad de proteína magra que consumo.

Cuando comes alimentos que contienen proteína, el nivel de azúcar en la sangre te sube y te baja más lentamente, y evitas la caída rápida que te hace revolver el estómago de hambre poco después de comer. En cambio, debido a que la proteína hace que la digestión y la absorción de azúcar en la sangre sean más lentas, te sientes más saciado y menos hambriento por un período más largo de tiempo.

### La proteína alimenta los músculos

La proteína es el combustible favorito del tejido muscular. Si no consumes suficiente proteína cuando estás bajando de peso, corres el riesgo de perder músculo además de grasa. Puedes preservar y crear músculo haciendo ejercicios, entrenamiento de fuerza y comiendo proteína desgrasada. Estudios han revelado que las personas que hacen dietas con alto contenido de proteína para bajar de peso preservan y crean más músculos que las que hacen dietas bajas en proteína, especialmente si incluyen ejercicios para aumentar fuerza en su rutina.

### La proteína quema calorías

Este es uno de mis beneficios favoritos que la proteína trae a la mesa: digerir proteína utiliza más energía —eso es, calorías— para digerir que otros tipos de alimentos. Después de una comida o merienda, tu cuerpo tiene que descomponerla a fin de usarla para energía. Debido a la manera en que están diseñadas las moléculas de proteína, la proteína es más difícil de descomponer que la grasa o los carbohidratos. Es más, tanto como del 20 al 30% de las calorías de la proteína se usan en el proceso de digestión de la proteína, comparado con menos del 10% para los carbohidratos y 3% para las grasas.

Para ponerlo más simplemente, cuando comes 100 calorías de proteína desgrasada, solo de 70 a 80 "cuentan" en la suma final de calorías para ese alimento. Más aún, debido a que la digestión de proteína demanda un mayor esfuerzo de tu cuerpo, te acelera el metabolismo durante todo el día (y la noche). Es un gran beneficio, en lo que a mí concierne.

## Decisiones inteligentes sobre la proteína

Aunque la proteína ayuda a bajar de peso en una variedad de maneras, comer cantidades excesivas de proteína puede ser contraproducente. Mucha proteína puede ser dañina para los huesos, los riñones y el hígado. Y si la mayor parte de tu proteína viene de carnes rojas y carnes procesadas, puede aumentar el riesgo de cáncer colorrectal y enfermedades del corazón. La Mojito Diet debe llevarte a un punto óptimo de la proteína, suficiente para bajar de peso, pero no suficiente para aumentar los riesgos a la salud.

Una de las mejores maneras de optimizar el poder de la proteína es ingerir alimentos ricos en proteína que provean más que simplemente proteína. Por ejemplo, cuando tomas leche estás recibiendo una saludable dosis de calcio y vitamina D además de proteína. Los frijoles, las semillas y las nueces proveen fibra además de proteína. Y la proteína vegetal ofrece antioxidantes además de una variedad de otros nutrientes.

Ahora que hemos observado cómo la proteína puede ayudarte a bajar de peso y a mejorar tu salud, hablemos de los alimentos de proteína que incluirás en las comidas y meriendas que comas bajo la Mojito Diet.

## Carnes desgrasadas: A mí me sirves filete

Cuando hablo de alimentos de alta proteína, la carne es probablemente lo primero que te viene a la mente, especialmente las carnes rojas (res, cordero y cerdo, a pesar de los avisos comerciales que dicen que el cerdo es carne "roja", no "blanca" como la de las aves) así como la carne procesada (salchichas, tocino, perros calientes y fiambres). Las carnes rojas y procesadas proveen proteína, pero no puedo recomendarte que las comas con frecuencia en grandes cantidades, como se hace con las dietas muy bajas en carbohidratos y muy altas en proteína. Está bien comer cantidades limitadas de carne desgrasada —está incluida en la Mojito Diet— pero comer mucha, o comer carne grasosa, tiene sus inconvenientes. Y es mejor limitar las carnes procesadas debido a su vínculo con el cáncer.

Comencemos con carne desgrasada versus carne grasosa. Aunque la Mojito Diet no se concentra mucho en las calorías, sí limita el número de calorías que comes cada día. Las calorías son importantes para la pérdida de peso, y comer muchas calorías conduce a aumentar de peso. La carne grasosa es más alta en calorías que la carne desgrasada, así que es mejor para tu peso escoger cortes desgrasados y quitarles la mayor cantidad de grasa visible que puedas. Y es mejor evitar la manteca (la grasa del cerdo), que se usa regularmente en algunas recetas latinas.

También recomiendo limitar la carne por su potencial impacto en la salud del corazón. Hay una gran cantidad de evidencia que vincula la carne con las enfermedades del corazón. Por ejemplo, un respetado estudio de hace veintiocho años con 120.000 participantes, conducido por investigadores de Harvard, reveló que las personas que comían más carne roja tenían más probabilidades de morir jóvenes, y tenían una mayor tasa de enfermedades del corazón y de cáncer, que los que comían menos carne roja. El riesgo de morir y enfermarse temprano era más alto entre las personas que comían más carne procesada, como el tocino, los perros calientes y el fiambre.

En otro estudio muy amplio, los investigadores del Instituto Nacional del Cáncer observaron los hábitos en el consumo de carne de 537.000 personas mayores de cincuenta años durante dieciséis años. Encontraron que comer carne roja (procesada y no procesada) estaba asociada a la muerte debido a nueve causas diferentes, incluyendo el cáncer, las enfermedades del corazón, la apoplejía, la diabetes y el Alzheimer.

Puedes argumentar que los estudios como estos muestran asociación, no causación; en otras palabras, no prueban definitivamente que la carne roja y procesada haya sido la causa de los problemas de salud y muerte temprana en los participantes del estudio. Puedes preguntarte si otros factores pueden haber tenido un papel en la enfermedad y la muerte; por ejemplo, tal vez los participantes de este estudio que comieron grandes cantidades de carne roja también fumaban cigarrillos o bebían mucho alcohol o no hacían ejercicio. Y estudiar los patrones de consumo de personas durante largos períodos de tiempo, especialmente cuando los investigadores dependen de personas que deben acordarse de escribir lo que han comido durante meses, años o décadas, puede ser un gran desafío. Es cierto que estudiar lo que las personas deciden comer a largo plazo puede ser complicado, aunque los investigadores hagan su mejor esfuerzo por tomar todos estos factores y desafíos en cuenta y analicen los datos de una manera que los refleje. Por ejemplo, ellos típicamente preguntan sobre otras decisiones de estilos de vida y ajustan sus resultados. A pesar de estas reservas, y debido a que estos estudios observan a grandes cantidades de participantes durante un largo período de tiempo, me inclino a tomar sus resultados con toda seriedad y recomendar que limites la carne roja.

La carne roja —la carne roja grasosa en particular— contiene grasas saturadas que pueden subir el nivel de colesterol en la sangre, especialmente el LDL, o el colesterol "malo". Tener el LDL alto está vinculado a un mayor riesgo de sufrir una apoplejía y una cardiopatía.

Algunas dietas de moda permiten grandes cantidades de carne roja y grasa saturada, alegando que no son dañinas para el corazón. Pero he visto suficientes investigaciones que vinculan la carne roja y la grasa saturada con las enfermedades del corazón, por lo que continúo recomendando limitar su consumo, como lo hace también la Asociación Americana del Corazón.

Creo en la limitación de carne roja y grasa saturada lo más posible. Es mucho mejor para el corazón reemplazar algunos de los alimentos en tu dieta que tienen un alto contenido de grasa saturada, como la carne roja, con opciones más saludables como aves y mariscos, así como proteínas de plantas, como legumbres y nueces, que son densas en nutrientes.

Cuando comas carne, trata de escoger los tipos de carne más desgrasados y quítales toda la grasa visible. Los nombres de los cortes de carne pueden variar en todo el país y según las diferentes tiendas, pero en general, los desgrasados incluyen las palabras "redondo" o "lomo" en sus nombres. Las opciones más desgrasadas son las siguientes:

- Res: bistec de cuete, bistec filete, falda, bistec de centro, fondo redondo, bola de lomo, solomillo, carne desgrasada molida o picadillo (93% o más). La marcada con los grados "*choice*" y "*select*" es más desgrasada que la marcada "*prime*".

- Cerdo: lomo de cerdo, chuleta deshuesada y lomo de cerdo para asar.

- Cordero: chuleta de lomo, pata, y pierna deshuesada.

- Otras carnes desgrasadas: incluyen ternera desgrasada, cortes desgrasados de emú, búfalo, venado y conejo. El jamón y la tocineta canadiense son desgrasados, pero tienden a ser altos en sodio.

## ¿Carnes más saludables?

Puedes haber oído que la carne alimentada con hierba es más saludable que la carne de animales que se alimentan con granos convencionales. De hecho, hay expertos en nutrición que creen que los estudios de investigación como los que he mencionado han revelado efectos negativos en la salud por la carne roja, porque la carne que comieron los participantes en el estudio era de animales alimentados con granos y no con hierba, y que, si esos mismos estudios se repitieran con carne alimentada con hierba, los resultados serían diferentes. Quizás. Una investigación sí sugiere que la carne de animales alimentados con hierba es más saludable que la carne de animales alimentados con granos. Por ejemplo, estudios han revelado que la carne alimentada con hierba puede contener menos grasa, menos calorías y niveles más altos de beneficiosos antioxidantes y ácidos grasosos de omega-3 que la carne alimentada con granos.

También hay crecientes números de personas que creen que la carne es más saludable si es de animales criados orgánicamente, a los que se les permite deambular libremente en vez de estar encerrados, están protegidos contra pesticidas y fertilizantes y a los que no se les dan antibióticos, hormonas de crecimiento o alimentos procesados genéticamente. Puede ser que esas carnes sean más saludables, pero no lo sabemos con certeza, y todavía estamos lejos de realizar estudios a gran escala. Mientras tanto, la carne orgánica y alimentada con hierba es mucho más cara que la carne de animales criados convencionalmente. Si quieres comprarlas y se ajustan a tu presupuesto de víveres, adelante. Pero si no puedes costearlas, no tengas a menos comer carne de animales criados convencionalmente.

En lugar de estresarte por pagar más por la carne alimentada con hierba, yo preferiría que limitaras tu ingestión de carne roja, que comas carnes procesadas solo ocasionalmente y que escojas fuentes de proteína mucho más saludables (y en muchos casos, mucho menos costosas), como harás en la Mojito Diet.

En cuanto a los "expertos" que alegan que podemos comer toda la carne roja y grasosa que queramos sin incurrir en ningún impacto negativo en nuestra salud y nuestros corazones, yo no me lo creo. Hay demasiada investigación que apunta en dirección contraria. Como decía mi abuela, "Si suena demasiado bueno para ser cierto, probablemente no sea cierto".

### Aves

Encontrarás abundante consumo de aves en la Mojito Diet. El pollo y el pavo proveen mucha proteína de alta calidad y son más saludables que la carne roja y la carne procesada. Recomiendo que le quites la piel, porque contiene grasa saturada y muchas calorías. Si escoges aves de tierra, asegúrate de que sean las variedades que contienen mayormente carne blanca y sin piel.

### Mariscos

La Mojito Diet incluye pescado y moluscos porque son deliciosos, y son nutritivas fuentes de proteína buenas para bajar de peso y para el corazón. Muchos tipos de mariscos proveen ácidos grasosos omega-3, que son grasas "buenas" que ayudan al cuerpo de varias maneras.

Comencemos con la salud del corazón. Los ácidos grasosos de omega-3 reducen el riesgo de arritmia, ayudan a hacer más lenta la acumulación de placas ateroscleróticas, disminuyen los triglicéridos en la sangre y pueden ayudar a reducir la presión arterial. La Asociación Americana del Corazón tiene tanta fijación con el pescado con grasa rica en omega-3 que lo recomienda dos veces a la semana, especialmente si tienes un alto riesgo de enfermedades del corazón. Algunas de las mejores opciones para el corazón son el salmón, la trucha de lago, las sardinas, la macarela, el arenque y el atún albacora. (Habla con tu médico antes de tomar suplementos de aceite de pescado, que a veces se recomiendan a las personas con un alto riesgo de enfermedades coronarias).

Los ácidos grasosos de omega-3 en los mariscos ayudan a reducir la inflamación en todo el cuerpo. Un poco de inflamación está bien, es un proceso normal que ayuda al cuerpo a combatir infecciones. Pero mucha inflamación puede ser dañina y causar daño en las arterias y elevar el riesgo de enfermedades del corazón, de apoplejía y diabetes tipo 2, así como otras enfermedades. Son varios los factores que pueden causar la inflamación crónica, incluyendo la presión arterial alta, la obesidad, fumar y el estrés. Comer mariscos ayuda a aliviar la inflamación, aunque es importante tomar otros pasos para reducir la inflamación, tales como no fumar, reducir el estrés y bajar de peso.

### Productos lácteos

Puede que hayas visto informes de celebridades promoviendo dietas sin productos lácteos para bajar de peso. Sus historias suenan fenomenales: eliminan todos los productos lácteos y mágicamente desaparecen las libras tozudas que no se han podido bajar de ninguna otra manera. Oír estos cuentos puede tentarlo a uno a eliminar la leche, el queso, el yogur y otros lácteos de tu dieta, pero yo no lo recomiendo.

En otras palabras, pierdes peso si eliminas *cualquier* grupo de alimentos de tu plan de comidas diarias sin reemplazarlo con algo. Pero es muy difícil mantener esta manera de comer por un largo período de tiempo, y puedo prometerte que eliminar todos los productos lácteos probablemente no sea tan fácil de hacer como lo presentan las celebridades. Tampoco es saludable para ti, porque los productos lácteos contienen nutrientes que tu cuerpo necesita, tales como la proteína, el calcio, la vitamina D, el potasio y la vitamina A.

Yo incluyo productos lácteos en la Mojito Diet por varias razones. No solamente son una excelente fuente de nutrientes, sino que estudios los han vinculado a exitosas pérdidas de peso cuando se incluyen en dietas que reducen calorías. Los productos lácteos son una fuente rica de calcio, lo cual ha sido asociado con la pérdida de peso. Son también importantes para la salud cardiovascular, y son un componente estratégico de la dieta DASH, la cual comentaremos más en el capítulo 9. Recomiendo incluir al menos dos porciones de productos lácteos en tu ingestión diaria de proteína.

Uno de mis productos lácteos favoritos es el yogur, el cual no sólo contiene proteína y calcio y otros nutrientes significativos, sino bacterias beneficiosas que pueden tener un impacto positivo en la salud del vientre y en general. Estos "probióticos" pueden ayudarte a reducir el riesgo de problemas digestivos como la diarrea, la inflamación intestinal, y tal vez hasta del cáncer del estómago y del colon. El yogur es un buen alimento para llevar por la mañana para desayunar, almorzar o merendar, y es una base perfecta para hacer *smoothies*. Asegúrate de escoger el yogur básico sin azúcar añadida, frutas dulces, caramelos o galletas. Añádele tus propias frutas frescas y salpícalo con granola de grano integral no endulzado para una merienda rápida y nutritiva.

Hay algunos tipos de productos lácteos que sugiero que limites o evites: la mantequilla y la crema. Ambas contienen cantidades sustanciales de grasa saturada, la cual está vinculada a las enfermedades del corazón. Una pequeña cantidad ocasional está bien, pero en general, recomiendo que uses aceite de oliva, que es bueno para el corazón, en lugar de la mantequilla o la manteca, y usar crema (o *half-and-half*) de manera infrecuente. Si estás acostumbrado a añadirle crema al café, considera usar mejor leche o tomarte el café negro. Al principio, el café sin azúcar o leche puede tener un sabor fuerte y amargo, pero dale tiempo a tu paladar para que se adapte y descubrirás que te gustará más de lo que podrías esperar.

## Huevos

¡Buenas noticias! ¡Podemos volver a comer huevos! Durante muchos años, los investigadores de nutrición pensaban que los huevos eran dañinos para el corazón porque contienen colesterol. Sin embargo, resulta que el colesterol de los huevos no contribuye mucho realmente a los niveles de colesterol en la sangre. Es más, los huevos pueden incluso contribuir a la salud del corazón elevando el HDL (el colesterol "bueno") y reduciendo el riesgo de sufrir una apoplejía.

Los huevos son muy nutritivos, no solo por su proteína, sino también por su vitamina D, vitamina E y varias vitaminas B, antioxidantes como la zeaxantina y la luteína, además de la colina, que contribuye a la salud del cerebro, la memoria, el ánimo y los músculos. Y si los huevos que compras son de gallinas alimentadas con semillas de linaza o cualquier otra fuente rica en omega-3, pueden también proveer ácidos grasosos de omega-3. Los huevos son buenísimos para el desayuno, desde luego, pero también para incluir en ensaladas o en meriendas.

### Frijoles, chícharos y lentejas

Repletos de proteína, estos sabrosos alimentos son un substituto saludable económico de la carne. Proveen suficiente fibra y una variedad de vitaminas y minerales, que incluyen hierro, vitaminas B, calcio, potasio y más. Hablaremos de la fibra en el capítulo 7, y te diré que la mayoría de los americanos no ingiere suficiente fibra. Pero si comienzas a agregar más frijoles, chícharos y lentejas a tus comidas, tendrás una mayor probabilidad de alcanzar tus metas de fibras saludables. Dado que los frijoles, los chícharos y las lentejas contienen proteína y fibra, son de los alimentos que más sacian. Inclúyelos en tus comidas y te sentirás lleno durante horas.

La cocina latina tradicional incluye muchos frijoles, chícharos y lentejas, y tienen también un papel importante en la Mojito Diet. Cuando prepares frijoles, chícharos y lentejas, puedes hacerlos desde cero. Pero ten en cuenta que las variedades en lata son igualmente nutritivas y pueden ahorrarte mucho tiempo en la cocina. Solo asegúrate de drenarlos y enjuagarlos bien antes de usarlos, para eliminar la sal que les añaden.

### Nueces, mantequillas de nueces y semillas

Realmente nunca se podrán decir suficientes cosas buenas sobre las nueces, las mantequillas de nueces y las semillas. Tal como los frijoles, los chícharos y las lentejas, las nueces y las semillas están repletas de fibra y proteína. Contienen también grasa saludable para el corazón, así como una gama de diferentes nutrientes, incluyendo vitaminas, minerales y antioxidantes. Siempre aliento a mis pacientes a que incluyan nueces en sus dietas.

Algunos estudios han revelado que comer nueces de manera regular mejora muchísimo la salud cardiovascular. Por ejemplo, en un estudio de 2017 con 210.000 médicos/as y enfermeros/as que informaron acerca de sus decisiones sobre dietas durante un período de treinta y dos años, los investigadores encontraron que los que comían nueces cinco o más veces a la semana tuvieron hasta un 20% menos de riesgo de enfermedades del corazón y de las arterias comparado con los que nunca o raramente comían nueces. Otros estudios han revelado hasta un 50% de reducción de riesgo en varios tipos de problemas del corazón. La evidencia a favor de las nueces para la salud del corazón es tan fuerte que comer una onza de nueces diariamente se ha convertido en un consejo médico estándar.

Debido a su contenido de proteína, fibra y grasa, las nueces te dejan con una sensación de saciedad. Muchos estudios han revelado conexiones entre las nueces y la pérdida de peso, probablemente porque las nueces satisfacen tanto. Cómelas con una comida o merienda, y no sentirás hambre por un buen rato.

Las leches de nueces, como la leche de almendras, están hechas con nueces y su popularidad ha estado creciendo últimamente. Soy un fanático de la leche de almendras, y la uso en mis batidos de proteína que tomo después de mis ejercicios. Es importante entender cuáles son —y cuáles no son— leches de nueces. Los productores hacen las leches de nueces combinando nueces de la tierra y agua, y luego colando cualquier elemento sólido que quede de las nueces. Aunque puedas pensar que la leche de nueces es alta en proteína, no lo es, porque contiene mayormente agua, con solo un rastro de nueces. Sin embargo, algunas marcas sí les añaden proteína a sus leches de nueces, así como nutrientes como el calcio, la vitamina D y la vitamina E, lo cual es bueno. Desafortunadamente, puede que también le agreguen azúcar. Si compras leche de nueces, asegúrate de escoger una marca que no esté endulzada y que sea rica en proteína, vitamina D y calcio, especialmente si la tomas regularmente en lugar de leche.

Las nueces y las mantequillas de nueces y semillas son parte importante de la Mojito Diet. Disfruta del nogal, la almendra, el pistacho, la pacana, la macadamia y el maní (el cual es técnicamente una legumbre, no una nuez, pero contiene los mismos beneficios que las nueces y es por tanto como la categorizamos), así como las "mantequillas" hechas moliendo estas nueces en una pasta. Y no te olvides de las semillas, incluyendo las semillas de girasol, de linaza, de chía, de calabaza, de ajonjolí y de granada.

Ten esto en cuenta cuando comas nueces y semillas: aunque son súper nutritivas, son también altas en calorías, por lo que no puedes comerlas sin control. Mide el tamaño de tu porción para estar seguro de que estás comiendo la cantidad correcta. Y evita echarles sal, que puede subirte la presión, o azúcar, miel o melaza, que le añaden calorías y carbohidratos de baja calidad.

A pesar de que las nueces son altas en proteínas, verás cuando leas las guías de planear comidas de la Mojito Diet que sitúo las nueces en su propia categoría, y no las cuento como otra proteína. Tengo una buena razón para hacerlo así. Las nueces traen tantos beneficios a la salud que yo quiero señalarlas y alentarte a que las comas con frecuencia, idealmente, todos los días. Pero si no te gustan las nueces, puedes reemplazarlas con otras proteínas.

## SABIDURÍA DEL DR. JUAN

## BUENAS NOTICIAS PARA LOS AMANTES DE LA PROTEÍNA DE LAS PLANTAS

Hay más personas que prefieren las proteínas de las plantas que de la carne. Algunos deciden ser vegetarianos o veganos. Otros solo buscan optimizar su salud incluyendo en su dieta más alimentos de plantas ricos en proteína.

Si estás buscando intercambiar alimentos de plantas por alimentos de animales mientras sigues la Mojito Diet, hazlo con mi bendición y mi estímulo. La Mojito Diet es flexible y te da todo el espacio que necesitas para escoger cualquier tipo de proteínas que prefieras. Simplemente asegúrate de incluir proteína y fibra en cada comida y merienda.

Pero ten esto siempre presente: los veganos a veces tienen dificultades para ingerir suficiente hierro, calcio, vitamina D, vitamina B-12, zinc y ácidos grasosos omega-3. Afortunadamente, los suplementos pueden complementarlos. Habla con tu médico y pregúntale si los necesitas.

### Soya

En el pasado ha habido muchas alegaciones de salud en torno a los alimentos de soya, como el tofu, el tempeh, la leche de soya, el miso, el edamame y los alimentos basados en soya que remplazan a la carne. Pero investigaciones adicionales no confirman muchas de las promesas casi milagrosas que se hacen sobre los alimentos de soya y la pérdida de peso, el cáncer, las enfermedades del corazón y del cerebro. No me sorprende porque algunas de esas promesas son bastante extremas, y a algunas personas, como los sobrevivientes de cáncer sensibles a las hormonas, se les aconseja evitar la soya.

Esta es mi posición sobre los alimentos de soya: si te gustan y tu médico no te ha dicho que los limites, está bien incluirlos en tu dieta. Pero no te esfuerces por comerlos si no te gustan mucho. Aunque sean una buena fuente de proteína, algunos alimentos de soya son altamente procesados, y te viene mejor comer carnes menos procesadas, aves, mariscos, frijoles u otros alimentos ricos en proteína. (Una excepción de esto es el edamame y las nueces de soya tostadas). De manera que puedes comer tofu y leche de soya si los disfrutas, pero ni te molestes en comer perros calientes y "carnes" de soya y otros alimentos altamente procesados. Si decides tomar leche de soya en lugar de leche de vaca, asegúrate de escoger la de baja grasa que está fortalecida con vitamina D y calcio, y a la que no se le han agregado edulcorantes y sabores.

## Come esto para detener el hambre

Tanto la proteína como la fibra satisfacen tu apetito, pero son más efectivas cuando las unes. La mejor manera de sentirte saciado durante horas es combinar la proteína y la fibra, que es lo que hacemos con todas las comidas y las merienda en la Mojito Diet. Juntas, la proteína y la fibra satisfacen el hambre mejor y por más tiempo de lo que lo hace cada una de ellas por su cuenta. Algunas de las combinaciones que te dejarán súper lleno incluyen:

- Mantequilla de maní en pan integral
- Una manzana y un puñado de almendras
- Queso y galletas integrales
- Yogur y arándanos
- Frijoles y arroz integral
- Cereal de grano integral con leche
- Mantequilla de maní untada en un banano
- Zanahorias con humus
- Chili con frijoles
- Un huevo hervido y zarzamoras
- Requesón y un melocotón
- Un *smoothie* hecho con bayas, mango y yogur o leche
- Una tortilla rellena vegetariana
- Una ensalada cubierta con pollo o mariscos

## Pasa el guacamole: La grasa vuelve al menú

Durante muchos años, la creencia popular sostuvo que toda la grasa dietética era mala para la salud del corazón y para perder peso. Se le decía a la gente que comer grasa engordaba, y que eliminar la mayor cantidad de grasa posible comiendo dietas bajas en grasa ayudaba a la salud del corazón. A partir de 1990, una avalancha de productos sin grasa, tales como galletas y tortas sin grasa, aparecieron en los supermercados, prometiendo adelgazarnos y reducir las enfermedades del corazón. Irónicamente, ocurrió lo contrario, porque todos esos productos sin grasa remplazaban la grasa con carbohidratos refinados que en realidad contribuían a la epidemia de obesidad, y no a revertirla.

Ahora sabemos mucho más acerca de la grasa. Por ejemplo, sabemos que la grasa de los mariscos, las nueces (especialmente el nogal), las semillas, las aceitunas y el aceite de oliva, los aguacates y algunos otros tipos de alimentos son en realidad bastante buenos para nuestros corazones. Es en realidad solo la grasa saturada de los alimentos animales, especialmente las carnes grasosas, la mantequilla, la manteca, la que al parecer está vinculada a las enfermedades del corazón y otros problemas de salud. También recomiendo evitar o limitar el aceite de coco, de palma y de nuez de palma porque contienen grasa saturada.

Eliminar drásticamente la grasa de tu dieta es dañino porque tu cuerpo necesita grasa para una salud óptima. Las grasas saludables para el corazón pueden ayudar a disminuir el colesterol LDL ("malo") en la sangre, pueden reducir la inflamación y podrían reducir el riesgo de la diabetes tipo 2 por tener un efecto positivo en el azúcar en la sangre y la insulina.

Al comenzar la Mojito Diet, encontrarás mucho aguacate en los menús y las recetas. El aguacate es un ingrediente importante en la cocina latina, pero lo que le da un lugar aún más especial en mi corazón es que es un alimento increíblemente nutritivo. El aguacate contiene una larga lista de nutrientes, incluyendo fibra, vitaminas B, vitaminas C, E y K, potasio y antioxidantes, para mencionar solo algunos. Es además una magnífica fuente de grasa no saturada que es buena para el corazón. A los cocineros les encanta el aguacate porque es muy versátil, y puede hacer mucho más que simplemente tener el papel principal en tu receta favorita de guacamole. El aguacate puede reemplazar la mantequilla en las tostadas, añadirles sabor a las ensaladas, llenar un sándwich o un burrito y proveer un elemento delicioso en los *smoothies* y las salsas.

Una de mis maneras favoritas de comer aguacate es cortarlo en pedazos, combinarlo con mango, cebolla roja y trozos de jalapeños, y servirlo en cucharas sobre un hermoso pedazo de salmón al horno.

Pero no deberías comer demasiada grasa. Aunque sea saludable para el corazón, la grasa es alta en calorías y puede contribuir al aumento de peso. Con la Mojito Diet, tendrás la cantidad adecuada de los tipos de grasa más saludables.

**SABIDURÍA DEL DR. JUAN**

## HAZTE CHEQUEAR EL COLESTEROL

Recomiendo que vayas a chequearte el colesterol al menos una vez al año. Cuando lo hagas, tus resultados incluirán varios números diferentes. El colesterol se mide en mg/dL, que es la manera abreviada de miligramos por decilitro. A continuación, lo que ese resultado significa:

**COLESTEROL TOTAL**

*Deseable:* Menos de 200 mg/dL. *Limítrofe alto:* 200 a 239. *Alto:* 240 o más.

**COLESTEROL HDL ("BUENO")**

*Ideal (que más protege contra enfermedades del corazón):* 60 o más alto. *Moderado:* 40–59. *Bajo (mayor factor de riesgo para enfermedades del corazón):* Menos de 40.

**COLESTEROL LDL ("MALO")**

*Óptimo:* Menos de 100. *Casi óptimo:* 100–129. *Limítrofe alto:* 130–159. *Alto:* 160–189. *Muy alto:* 190 o más.

**TRIGLICÉRIDOS**

*Normal:* Menos de 150. *Limítrofe alto:* 150 a 199. *Alto:* 200 a 499. *Muy alto:* 500 o más.

# TESTIMONIO DE ÉXITO DE LA MOJITO DIET: MARÍA

*Perder peso padeciendo diabetes*

María ha luchado con su peso toda su vida. Fue obesa en su niñez y padece de diabetes tipo 1. Ha logrado controlar su peso como adulta, pero el aumento de peso continúa siendo una preocupación. "Soy una oradora motivacional, salgo a menudo en televisión y presento mi propio programa, *María Marín Live* en Facebook", dice María. "Tengo que lucir bien y controlar mi peso".

Después de aumentar algunas libras de más en la temporada de fiestas, María, de cincuenta años, necesitaba hacer algunos cambios. Así que le dio una oportunidad a la Mojito Diet. Se sorprendió por lo mucho que le gustó y por la rapidez con la que comenzó a ver resultados. En los primeros diez días de seguir la Mojito Diet, María perdió siete libras; en pocas semanas, llegó a su meta de bajar quince libras.

"Me gustó mucho especialmente la primera semana, Eliminación de granos", dice María. "Cuando como demasiados granos, inmediatamente empiezo a aumentar de peso, por lo que eliminar los granos durante una semana tuvo un gran impacto. Bajé de peso y el azúcar en la sangre me bajó también. Incluso necesité menos insulina".

María había seguido dietas bajas en carbohidratos anteriormente, pero estas típicamente habían también eliminado frutas además de granos. A ella le gusta que la Mojito Diet permita varias raciones de fruta al día, porque las frutas satisfacen su tendencia a las cosas dulces.

"Anteriormente, para perder peso yo eliminaba todos los carbohidratos, incluyendo las frutas. Pensaba que tenía que hacerlo. Pero cuando el Dr. Juan me dijo que podía comer fruta, confié en él y lo hice", dice María. "Me alegré de poder bajar de peso sin dejar de comer fruta".

Ingerir suficiente proteína puede ser un desafío para María, quien se considera una "casi vegetariana" que apenas come carne o pescado. Sin embargo, le encantan los frijoles, las nueces y los huevos y aprecia que la Mojito Diet facilite crear comidas alrededor de esas poderosas fuentes de proteína.

Y, al igual que muchas personas que siguen la Mojito Diet, María es una aficionada al agua de mojito. "Le he hablado a todo el mundo del agua de mojito; si vienes a visitarme te brindaré agua de mojito", dice María. "Nunca tomaba suficiente agua, pero ahora tomo toda el agua que necesito. Preparo una jarra, me sirvo un vaso grande, lo pongo junto a mi computadora y, antes de que me de cuenta, está vacío".

# 7

## ¡A comer pan otra vez! Los carbohidratos pueden ayudar a bajar de peso

*Durante mi niñez en Puerto Rico,* casi todas mis comidas estaban repletas de carbohidratos. En el desayuno, mi familia y yo comíamos típicamente un pan dulce que en la isla se conoce por "mallorca" y un pastelillo dulce de huevo cubierto con azúcar en polvo. ¡Me encantan las mallorcas! No conozco a ningún puertorriqueño a quien no le gusten. El almuerzo puede haber sido de empanadas —una masa frita rellena de carne, especias, cebollas y pimientos— o frituras hechas de malanga, plátanos y cerdo. La comida a menudo llevaba arroz blanco, que es un elemento estelar en muchos platos puertorriqueños tradicionales, y un plato de pan, panecillos o pan de maíz siempre tenía un lugar en la mesa de mi familia. Y para satisfacer el paladar de golosinas de mi padre, mi madre servía un postre (o dos) todas las noches.

Por supuesto, también teníamos los usuales alimentos americanos altos en carbohidratos —pizza, espagueti, cereales azucarados y todo lo demás—. Se me sube el azúcar en la sangre nada más de pensar en todos esos alimentos repletos de carbohidratos. Una dieta alta en carbohidratos no era algo particular en mi familia ni en la cocina puertorriqueña de mi niñez. Es muy probable que a ti también te hayan criado con mucho carbohidrato.

Durante mucho tiempo, los expertos en nutrición creían que todas las grasas eran malas, por lo que promovieron los carbohidratos para reemplazarlas. Un gran error. Mientras los americanos se llenaban de carbohidratos —especialmente los granos refinados como el pan blanco, la harina blanca y el arroz blanco— la tasa de enfermedades del corazón subía en lugar de bajar y las cinturas de los americanos se ensanchaban. Cuando la tasa de obesidad aumentó, los nutricionistas sospecharon que el énfasis en los carbohidratos había tenido el efecto contrario y comenzó a surgir un inevitable revés. Las dietas bajas en grasas y altas en carbohidratos no cumplían con lo que habían prometido. Alrededor de los inicios de la década de 2000, el péndulo de los carbohidratos se balanceó en dirección opuesta, y entraron en escena dietas muy bajas en carbohidratos. Las dietas muy bajas en carbohidratos recibieron el apoyo de muchos seguidores porque les ofrecían una manera innovadora de eliminar las libras sobrantes. En vez de darles la bienvenida a los carbohidratos, los restringieron drásticamente, concentrándose principalmente en los alimentos altos en proteína, y altos en grasa, como la carne de res, de cordero, de cerdo, tocineta y embutidos que los expertos habían estado diciéndonos tantos años que evitáramos. Las dietas muy bajas en carbohidratos típicamente limitaban la ingestión diaria de carbohidratos a una cantidad tan pequeña como 20 gramos, que es aproximadamente la cantidad de carbohidratos contenida en una rebanada de pan integral o en una manzana pequeña. Compara esto con aproximadamente 300 gramos de carbohidratos en una dieta regular americana hoy y verás que las dietas muy bajas en carbohidratos eran drásticamente diferentes a lo que la mayoría come hoy en los Estados Unidos.

Estas dietas muy bajas en carbohidratos y altas en proteína produjeron resultados: varios estudios revelaron que tenían la tendencia hacia una mayor pérdida de peso a corto plazo que las dietas bajas en grasa y altas en carbohidratos. Durante un tiempo, se mantuvieron como el santo grial de la pérdida de peso, porque al parecer funcionaban mejor que otros tipos de dieta. Pero luego, a medida que los investigadores observaban estas dietas más meticulosamente, los problemas empezaron a aparecer.

# Lo que pierdes con dietas
# muy bajas en carbohidratos

Es cierto que las dietas muy bajas en carbohidratos ayudan a la gente a bajar de peso. Pero de ninguna manera son la solución a largo plazo que necesitamos para una pérdida de peso permanente. He observado con gran interés cómo muchos de mis pacientes han probado dietas muy bajas en carbohidratos y no les ha ido bien. Esto es lo que ocurre generalmente.

Al principio, disfrutan el éxito, perdiendo un poco de peso y celebrando lo magnífico que es poder comer casi cantidades ilimitadas de carne. Luego, después de algunas semanas —o para algunos de ellos, incluso unos pocos días— comienzan a sentirse muy cansados de toda esa proteína y grasa, y empiezan a desear las frutas, la leche, el pan y los granos que se han eliminado de sus planes de comidas diarias. También comienzan a sentir algunos desagradables efectos secundarios de dietas demasiado bajas en carbohidratos, como dolores de cabeza, fatiga, estreñimiento y mal aliento. Frustrados, comienzan a hacer trampas en su dieta, comiendo pan y frutas y otros alimentos ricos en carbohidratos que les está prohibido comer. Antes de lo que imaginan, han renunciado a la dieta y han aumentado todo el peso que habían perdido.

En mi opinión, la falla fatal de dietas altamente restringidas y demasiado bajas en carbohidratos es que, aunque sí producen pérdida de peso, es tan difícil seguirlas que la gente simplemente no puede continuarlas a largo plazo. Las personas recuperan el peso perdido y no tienen nada que mostrar tras sus esfuerzos. Además, tienden a depender demasiado de la carne, incluida la carne procesada y la carne roja grasosa. Como comentamos en el capítulo 6, está bien comer estos tipos de carne de vez cuando, pero es mejor concentrarse en fuentes de proteína desgrasadas y más saludables.

Y están además los desagradables efectos secundarios que pueden causar las dietas muy bajas en carbohidratos. Eliminar drásticamente los carbohidratos puede desatar un proceso en el cuerpo conocido como cetosis. Cuando los carbohidratos son escasos y tu cuerpo no tiene glucosa para usar en energía, recurre a la grasa del cuerpo como combustible.

Aunque esto podría parecer una buena idea —todos queremos quemar grasa corporal, ¿cierto?— puede resultar en desagradables efectos secundarios relacionados con la cetosis, tales como dolores de cabeza, náuseas, fatiga y mal aliento, según el ácido se te acumula en la sangre. Incluso hay algo llamado "ceto-gripe", que produce una serie de síntomas causados por la cetosis. Algunos expertos en dietas creen que inducir la cetosis regularmente es una buena manera de bajar de peso, pero a mí no me convence; creo que los riesgos superan los beneficios.

Para mí, las dietas demasiado bajas en carbohidratos son muy extremas. Eliminan importantes nutrientes contenidos en carbohidratos de alta calidad, y típicamente dependen demasiado de la carne y son difíciles de seguir a largo plazo. Y la ciencia no ha demostrado que son más seguras o más exitosas que las dietas más razonables. Esa es la razón por la que, mejor que ir a un extremo anticarbohidrato, recomiendo una estrategia más balanceada, que acepte lo positivo de un enfoque más bajo en carbohidratos mientras elimina lo negativo.

Cuando diseñé la Mojito Diet, mi deseo era crear un plan de alimentos que ofreciera un balance entre las ventajas y los desafíos de la dieta baja en carbohidratos, un plan que mantuviera los carbohidratos de alta calidad mientras ponía a un lado los de baja calidad. Aunque eliminar drásticamente los carbohidratos no sea la mejor opción, limitarlos de una manera inteligente y concentrándose en carbohidratos de calidad sí tiene ventajas y puede producir saludables pérdidas de peso.

Y es así como, con la Mojito Diet, he creado lo que considero un balance perfecto de carbohidratos de calidad, proteína y grasa. La estrategia de carbohidratos de calidad en la Mojito Diet ayuda a bajar de peso, a reducir el riesgo de enfermedades y a disfrutar de los alimentos. Ofrece una manera sensata de reducir los carbohidratos en general al tiempo que deja espacio para los carbohidratos de calidad que tu cuerpo necesita.

**SABIDURÍA DEL DR. JUAN**

## HAZTE CHEQUEAR EL AZÚCAR EN LA SANGRE

Si no te has medido el nivel de azúcar en la sangre en los últimos doce meses, recomiendo que hagas una cita con tu médico para que te lo chequee. Hay varios tipos de exámenes de sangre que se usan en los laboratorios para chequear el azúcar en la sangre. El de uso más común es el examen de HbA1C (conocido también como el examen A1C), el examen de plasma de glucosa en ayunas y el examen oral de tolerancia de la glucosa. El azúcar en la sangre se mide en miligramos por decilitros (mg/dL). A continuación, el significado de los resultados de tres tipos de exámenes de sangre de la diabetes:

**HBA1C**
*Normal:* Menos de 5,7%. *Prediabetes:* 5,7 a 6,4%. *Diabetes:* 6,5% o más alto.

**PLASMA DE GLUCOSA EN AYUNAS**
*Normal:* Menos de 100 mg/dL. *Prediabetes:* 100 a 125. *Diabetes:* 126 o más alto.

**EXAMEN ORAL DE TOLERANCIA DE LA GLUCOSA**
*Normal:* Menos de 140. *Prediabetes:* 140 a 199. *Diabetes:* 200 o más alto.

## El beneficio que recibes de los carbohidratos

Estoy de acuerdo en que hay carbohidratos que debes reducir. Estoy hablando de ti, azúcar. Y harina blanca. Y todos los alimentos hechos con azúcar y harina blanca, como el pan blanco y la pasta blanca, así como los granos refinados. ¡Y hasta mis adoradas mallorcas! Estos alimentos contienen carbohidratos de baja calidad. Está bien consumirlos ocasionalmente, como indulgencias aisladas, pero generalmente es mejor limitarlos.

La verdad es que nuestros cuerpos necesitan carbohidratos de alta calidad para una salud óptima, tal como necesitan proteínas magras y grasas saludables. No podemos simplemente eliminarlos todos y esperar que funcionemos de una forma saludable. Cuando comes carbohidratos, tu cuerpo los descompone y los convierte en glucosa, o azúcar en la sangre, que va a la sangre para que circule por todo tu cuerpo. La insulina ayuda a distribuir el azúcar en la sangre a tus células, tejidos y órganos; es la energía que tu cuerpo necesita para funcionar bien.

Aunque típicamente pensamos en los carbohidratos que se encuentran en el pan, el cereal, la pasta y otros alimentos basados en granos, también están en los vegetales, las frutas, los productos lácteos, las legumbres, las semillas y las nueces. Es mejor para nosotros evitar el pan blanco y otros carbohidratos refinados de baja calidad, los cuales tienen muy pocos nutrientes o ninguno, pero hay muchos alimentos muy saludables ricos en carbohidratos de alta calidad que tienen un lugar importante en una dieta nutritiva. Cuando la gente sigue dietas muy bajas en carbohidratos que eliminan esos alimentos saludables, es posible que bajen de peso temporalmente, pero cambian el beneficio a corto plazo por la pérdida a largo plazo al ponerse en riesgo de desarrollar deficiencias en ciertas vitaminas y minerales. Es por eso que la Mojito Diet incluye suficientes carbohidratos de alta calidad para darte esos importantes nutrientes.

Cuando sigas la Mojito Diet, recibirás cantidades balanceadas de carbohidratos de calidad, y te beneficiarás con importantes nutrientes que se encuentran en estos alimentos, incluyendo fibra, antioxidantes, vitaminas y minerales. A continuación, las razones por las que estos nutrientes son tan importantes, tanto para bajar de peso como para la salud en general.

## La fibra: La súper estrella de los carbohidratos

La fibra dietética es uno de varios tipos de carbohidratos que se encuentran en alimentos de plantas, y uno de los más beneficiosos. No solo te ayuda a sentirte lleno y permanecer satisfecho después de comer —lo cual es un enorme beneficio cuando estás tratando de bajar de peso— sino que te ayuda también a reducir el riesgo de varias enfermedades y condiciones de salud, incluyendo enfermedades del corazón. Hay dos tipos de fibra dietética: soluble e insoluble. Cada una tiene importantes beneficios de salud, y muchos alimentos contienen ambas.

A la fibra soluble, que puede disolverse en agua, la descompone una bacteria en los intestinos. Según viaja por tu sistema digestivo, absorbe agua y se vuelve fangosa y gelatinosa; algo no muy agradable de imaginar, pero muy ventajoso para los intestinos. Esta gelatina fangosa reduce la velocidad a la que tu estómago se vacía, por lo cual te ayuda a sentirte lleno después de comer. También hace más lenta la absorción del azúcar en la sangre, lo cual mantiene estable el nivel de azúcar. La digestión más lenta también le da a tu cuerpo tiempo para absorber los nutrientes de los alimentos que has comido. Vaya, no funciona tan mal para ser un lodo viscoso y pegajoso.

## SABIDURÍA DEL DR. JUAN

## ¿QUÉ SON LOS GRANOS?

¿De qué estoy hablando cuando me refiero a "granos" en la Mojito Diet? Se trata de cualquier alimento hecho con trigo, arroz, hojuelas de avena, quinua, cebada, harina de maíz u otros tipos de granos. Los ejemplos incluyen pan, arroz, avena, pasta, tortillas, cereales de desayuno, *bagels*, *muffins*, torta, galletas, etc. Durante la primera semana de la Mojito Diet, seguirás el plan de Eliminación de granos, en el cual no comerás absolutamente ningún grano. Pero añadirás granos a tu plan de comidas diarias cuando sigas el Ayuno limpio de 16 horas durante la segunda semana. Te animo a que escojas granos enteros siempre que sea posible, como en el pan integral, el cereal integral, el arroz integral y las galletas integrales.

Existe otro beneficio de la fibra soluble, uno que me llega a mi corazón de cardiólogo. La fibra soluble se une a ácidos grasosos, lo cual te ayuda a bloquear la absorción del colesterol LDL ("el malo") en tu cuerpo. Visualízalo: la fibra soluble actuando como una suerte de aspiradora que te saca el colesterol del cuerpo y lo elimina en las heces. Come alimentos con fibra soluble regularmente y verás cómo te baja el colesterol "malo"

(LDL), que es exactamente lo que deseamos para mejorar nuestra salud del corazón.

Algunas de las fuentes fenomenales de fibra soluble incluyen los granos enteros (especialmente salvado de avena y avena), los vegetales (especialmente coles de Bruselas, brócoli y repollo), nueces, frijoles, chícharos, lentejas, frutas (especialmente manzanas, peras y cítricos) y las semillas.

El otro tipo de fibra dietética es la fibra insoluble. Como lo sugiere su nombre, no se disuelve en agua y por tanto pasa por tus intestinos virtualmente sin digerirse. Piensa en la cáscara de la manzana, la cascarilla del ajonjolí y los tallos fibrosos de la espinaca y de la col rizada. El hecho de que esos alimentos viajen dentro de ti sin descomponerse es bueno porque engrosan las heces, evitan el estreñimiento y te ayudan a evacuar con regularidad.

La fibra insoluble se encuentra en las frutas (especialmente las que tienen cáscara comestible, como las manzanas y las peras, o las semillas comestibles, como las frambuesas), los vegetales, las nueces, las semillas y los granos enteros (especialmente el salvado de trigo).

Las dietas ricas en fibra han sido asociadas con mejores niveles de colesterol, una reducción del riesgo de enfermedades del corazón y de apoplejía y con bajar la presión arterial. Comer fibra puede tener un enorme impacto en tu nivel de azúcar en la sangre; es más, algunos estudios han revelado que comer una dieta baja en fibra puede duplicar el riesgo de diabetes tipo 2. Además de hacer más lenta la absorción de azúcar en la sangre, los alimentos ricos en fibra pueden prevenir los picos de azúcar en la sangre que provocan hambre y los deseos de comer carbohidratos después de la comida. Puede reducir tu probabilidad de desarrollar ciertas condiciones gastrointestinales, como el cáncer colorrectal y, también, otros tipos de cáncer.

Desafortunadamente, la mayoría de nosotros no consume suficiente fibra, y si sigues una dieta muy baja en carbohidratos, es probable que no recibas la fibra dietética que necesitas. Los americanos comen un promedio de solo 16 gramos de fibra diariamente, pero la ingestión diaria que se recomienda es la siguiente:

- Hombres de 50 años o menos: 38 gramos

- Hombre mayores de 50 años: 30 gramos

- Mujeres de 50 años o menos: 25 gramos

- Mujeres mayores de 50 años: 21 gramos

### SABIDURÍA DEL DR. JUAN

## ALIMENTOS PARA INGERIR FIBRA

Los siguientes alimentos están entre las mejores fuentes de fibra dietética:

- Cereal de salvado alto en fibra

- Frijoles (especialmente marinos, blancos, amarillos, de arándano, adzuki, garbanzos, pintos, negros, de lima, *great northern*, rojos y de soya)

- Guisantes (especialmente chícharos, caritas, gandules y arvejas)

- Cereal de trigo triturado

- Cereal de hojuelas de salvado de trigo

- Lentejas

- Alcachofas

- Peras y manzanas

- Semillas (especialmente de calabaza y de chía)

- Aguacates

- Bulgur

- Bayas (especialmente frambuesas y zarzamoras)

- Berza

- Boniatos horneados con la cáscara

- Papas blancas horneadas con la cáscara

- Palomitas de maíz

- Almendras

- Espagueti de trigo integral

## Un combustible fantástico para bajar de peso

He aquí lo mejor de la fibra: si no has estado consumiendo suficiente, puedes comenzar a cambiar eso inmediatamente. Es muy probable que al seguir la Mojito Diet eleves tu ingestión de fibra a un nivel mucho más saludable porque incluye mucha fruta, vegetales, legumbres, nueces, semillas y una cantidad razonable de granos enteros.

Muchos estudios han revelado un vínculo entre la fibra y la pérdida de peso. Uno de mis favoritos se publicó en los *Anales de la medicina interna* en 2015. En este estudio, los investigadores les pidieron a 240 adultos con sobrepeso y síndrome metabólico que siguieran su dieta alta en fibra. Los investigadores querían ver si el mayor consumo de fibra ayudaba a los participantes a bajar de peso sin recuperarlo.

La mitad de los voluntarios del estudio recibió un plan completo de alimentación que recomendaba trece cambios dietéticos diferentes, uno de los cuales era comer más fibra. Para nadie fue una sorpresa que ese grupo perdiera peso. Pero lo más interesante del estudio fue que a los participantes de la otra mitad se les dijo simplemente que trataran de comer 30 gramos de fibra cada día. Eso era todo. No recibieron un gran plan completo de alimentos ni un protocolo de dieta con una docena de recomendaciones. Ni siquiera les dijeron que redujeran las calorías. Lo único que recibieron fue un solo consejo: que trataran de comer 30 gramos de fibra por día.

Los resultados fueron asombrosos. Los participantes del estudio que no hicieron más que comer más fibra perdieron un promedio de alrededor de cinco libras, y no las recuperaron durante el tiempo del estudio, que fue de doce meses. Lograron esos resultados incluso sin cumplir con sus metas de fibra diaria. Aunque les dijeron que trataran de consumir 30 gramos de fibra diarios, solo consumieron un promedio de 19 gramos al día, o el equivalente a dos rebanadas de pan integral (6 gramos), una manzana (4 gramos), media taza de frijoles negros (6 gramos) y una onza de almendras (3 gramos). Piensa en esto: estas personas bajaron de peso sin realmente tratar o sin reducir la cantidad que comían. Pero por haber aumentado la ingestión de fibra, sintieron menos hambre y comieron menos alimentos sin siquiera darse cuenta. Y he aquí un beneficio extra: además de bajar de peso, los participantes del estudio redujeron su presión arterial y mejoraron su reacción a la insulina.

¡Imagina lo que puedes hacer si comes más fibra y tratas de poner un límite a la cantidad de comida que comes! La pérdida de peso está verdaderamente a tu alcance.

¿Conclusión? Eliminar todos los carbohidratos no es la respuesta. En su lugar, comer alimentos de carbohidratos altos en fibra, de alta calidad es una parte crucial de una estrategia exitosa para bajar de peso, razón por la cual la adoptamos en la Mojito Diet e incluimos muchos deliciosos alimentos altos en fibra en tu plan diario de comida. Al seguir la Mojito Diet, asegúrate de comer todas las frutas, vegetales, nueces, legumbres, semillas y granos enteros recomendados en el menú de cada día. Al hacerlo vas a alcanzar tus metas de pérdida de peso.

## De la A a la Zinc y más allá

Comer una dieta baja en carbohidratos puede prevenir que recibas la cantidad suficiente de las vitaminas y minerales que necesitas, porque algunos de estos importantes nutrientes se encuentran primariamente en alimentos ricos en carbohidratos de alta calidad como las frutas, los vegetales, los granos enteros, los productos lácteos, las legumbres, las nueces y las semillas que las dietas muy bajas en carbohidratos limitan o eliminan. Pero cuando comes una amplia gama de alimentos de carbo-hidratos ricos en vitaminas y minerales, como lo harás en la Mojito Diet, harás feliz a tu cuerpo porque le estarás dando abundantes nutrientes que son cruciales para la buena salud.

Además de vitaminas y minerales, los alimentos ricos en carbohidratos pueden proporcionar sustancias conocidas como antioxidantes. Esto es lo que pueden hacer por ti:

Las células de tu cuerpo están sujetas a todo tipo de daño normal diariamente. Parte de ese daño proviene de radicales libres, que son sub-productos creados cuando el cuerpo usa oxígeno, o cuando estás expuesto a toxinas ambientales como la polución del aire, demasiado sol o humo de cigarrillos. Los radicales libres pueden causar un daño conocido como estrés oxidativo, el cual puede dañar las células en todo tu cuerpo. Con el tiempo, se cree que este estrés oxidativo contribuye al cáncer, a las enfermedades del corazón, a las apoplejías, al Alzheimer, a la diabetes, al Parkinson, a la degeneración macular relacionada con la edad y a otras condiciones.

Por suerte para nosotros, los antioxidantes pueden proteger nuestras células de parte del estrés oxidativo que las bombardea día tras día. Así como se llama a los bomberos para apagar fuegos, los antioxidantes pueden proteger a las células demorando o deteniendo el daño que conduce a que ocurran enfermedades.

Los antioxidantes se encuentran en muchas frutas y vegetales, así como en alimentos que no provienen de plantas, como los huevos y el salmón. (También se encuentran en suplementos vitamínicos, pero los antioxidantes generalmente trabajan con mayor efectividad mediante alimentos que con pastillas). Algunos poderosos antioxidantes incluyen la vitamina A, la vitamina C, la vitamina E, la antocianina, el beta caroteno, la catequina, el ácido lipóico, la luteína, el licopeno, el selenio y la zeaxantina.

No te preocupes, no tienes que aprenderte todo lo relacionado con antioxidantes y dónde se encuentran. La manera más fácil de recibir un óptimo beneficio de una amplia gama de antioxidantes —tanto los que conocemos como los que todavía no se han descubierto— es comer una amplia gama de alimentos de plantas, como lo harás cuando sigas la Mojito Diet.

Deja que tus ojos te guíen cuando vayas de compras al supermercado en busca de productos agrícolas, porque las frutas y vegetales de diferente color tienden a tener distintos tipos de antioxidantes. Por ejemplo, los vegetales amarillos y anaranjados, como el maíz, las zanahorias, los pimientos amarillos y anaranjados y el melón cantalupo son excelentes fuentes de los antioxidantes zeaxantina y luteína, que han sido vinculados a la salud de los ojos, mientras los vegetales verdes oscuros como la col rizada y la espinaca contienen los antioxidantes vitamina A, C y E. La mejor manera de obtener los antioxidantes que necesitas es comer un arco iris de alimentos de plantas, especialmente las siguientes opciones en rojo, morado, verde, amarillo y anaranjado:

- Bayas: zarzamoras, arándanos, saúco, cerezas de goji, frambuesas, fresas

- Otras frutas: manzanas (sin pelar), bananos, cerezas, cítricos, uvas rojas, guayaba, mango, nectarinas, melocotones, ciruelas

- Vegetales: alcachofas, espárragos, remolachas, brócoli, repollitos de Bruselas, maíz, col rizada, pimientos, espinaca, boniatos, tomates

- Nueces: almendras, avellanas, pacanas, pistachos, nogales

- Semillas: semillas de linaza, ajonjolí, semillas de girasol

- Legumbres: frijoles negros, frijoles rojos, lentejas, frijoles pintos, frijoles de soya

- Hierbas y especias: albahaca, cilantro, canela, clavo de olor, comino, jengibre, menta, orégano, perejil, tomillo, cúrcuma

- Chocolate: polvo de cacao y chocolate oscuro

### SABIDURÍA DEL DR. JUAN

## PONLE SABOR A MENTA CON EL INGREDIENTE SÚPER ESTRELLA DEL MOJITO

Cuando tomas un mojito hecho con menta, no solo estás disfrutando de un trago refrescante, sino que estás también recibiendo una dosis de uno de los antioxidantes más poderosos. La menta contiene niveles espectaculares de antioxidantes, según un análisis científico de la capacidad de absorción de radicales de oxígeno (ORAC, por sus siglas en inglés) en cientos de alimentos diferentes. De todos los alimentos examinados, la menta tiene uno de los más altos niveles de ORAC registrados. Otras hierbas y especias también tienen altas calificaciones de ORAC.

No esperes a tus días de mojito para disfrutar del sabor y el poder antioxidante de la menta y otras hierbas. Agrégale hierbas y especias a todo tipo de alimentos, desde los *smoothies* del desayuno hasta las sopas y ensaladas del almuerzo, a las salsas y platos de la cena. Comienza con las recomendaciones de mis recetas de la Mojito Diet, y sigue a partir de allí.

Las hierbas y las especias son una manera deliciosa de añadir antioxidantes que mejoren cualquier alimento o receta. Puedes comprar hierbas frescas en la mayoría de los supermercados. O puedes comprar algunas plantas en tu vivero local, colocarlas en tu ventana y disfrutar de hierbas frescas cada vez que necesites.

## Carbohidratos en la Mojito Diet

Espero a estas alturas haberte convencido de que seguir una dieta de muy bajos carbohidratos no es una buena opción, sea para largo plazo o para la salud en general. En cambio, espero que veas los beneficios de abordar la dieta de una forma balanceada que incluya cantidades saludables de carbohidratos de calidad y que reduzca tu dependencia de carbohidratos de baja calidad que pueden ser una gran parte de tu dieta ahora.

Te daré todos los detalles específicos sobre los planes de la Mojito Diet en la tercera parte pero, en general, así es como manejamos los carbohidratos en la Mojito Diet.

Durante la Semana 1, seguirás el plan de Eliminación de granos. Durante siete días, además de proteínas y grasas, comerás frutas, vegetales, legumbres, nueces y semillas —que te proveerán muchos carbohidratos de calidad— pero *no comerás* ningún alimento basado en granos. Eliminarás los granos durante la Semana 1 por dos razones: primero, hacerlo así te ayudará a impulsar tu pérdida de peso; segundo, te ayudará a romper con tu dependencia de los granos "blancos" refinados y a moverte hacia el sabor delicioso de granos enteros.

Durante la Semana 2 de la Mojito Diet, reincorporarás los granos en tus menús diarios, pero te pediré que escojas granos enteros (tales como el pan integral, el arroz integral y la pasta integral) y no granos blancos refinados. Tomarte una semana sin ningún grano, como lo harás en el plan de Eliminación de granos en la Semana 1, te prepara para hacer el cambio hacia granos enteros y para disfrutar de su delicioso sabor. Hacer este cambio después de una semana sin granos es más fácil, porque estarás tan contento de volver a comer granos ¡que es probable que no te importe la diferencia en sabor!

Si estás acostumbrado a comer granos refinados, como en el pan blanco y el arroz blanco, puede tomarte un poco de tiempo acostumbrarte a los granos enteros. Los granos enteros y los alimentos hechos con ellos tienden a ser un poco más gomosos y con mayor sabor a nueces que los granos refinados; si sólo has comido pan blanco, el pan integral tendrá un sabor un poco diferente. Sin embargo, me siento confiado de que pronto te va a encantar el sabor tostado de los granos enteros mucho más que la blandura de los blancos. Después de hacer el cambio de pan blanco a pan integral, por ejemplo, muchos de mis pacientes me dicen que nunca podrán volver a la blandura del pan blanco.

A continuación, te digo cómo los granos refinados son diferentes de los granos enteros. Los granos enteros consisten en una semilla de grano hecha de tres partes principales: el salvado (la capa exterior del grano), el endospermo (la capa intermedia) y el germen (la capa interior). Los granos enteros —particularmente el salvado y el germen— son una fuente rica de fibra, vitaminas y minerales. Durante el proceso de refinería, el germen y el salvado se eliminan. Aunque la mayoría de los granos tiende a tener un color tostado, los granos refinados son típicamente blancos porque se les ha quitado gran parte de su calidad. (Para compensarlo, a los productos de grano blanco a menudo se les añaden otra vez vitaminas y minerales a través de un proceso conocido como enriquecimiento, pero no te equivoques, estos nutrientes que se les añaden dejan mucho que desear). Ejemplos de granos refinados incluyen arroz blanco, harina blanca, así como panes, tortillas, cereales, galletas y pastas hechas con harina blanca refinada. La mayoría de las galletas, tortas y pasteles se hace con harinas refinadas.

Al seguir la manera sensata en que la Mojito Diet aborda los carbohidratos, recibirás muchos beneficios de los granos enteros mientras disfrutas de las ventajas de bajar de peso que provienen de incluir proteína en cada comida y merienda y limitar tu ingestión general de carbohidratos. Y estarás dando grandes pasos hacia la optimización de tu salud. ¡La llamo una estrategia de carbohidratos en la que todos ganan y que a todos les puede gustar!

## Prueba estos granos enteros

Puede que estés familiarizado con los granos enteros más conocidos, como el trigo integral, el arroz integral y la avena. Pero hay muchos otros que puedes disfrutar también. Considera experimentar con estos granos súper saludables: amaranto, cebada, alforfón, bulgur, mijo, quinua, tritíceo, trigo integral y arroz silvestre. Verás que algunas de estas recetas en este libro incluyen granos que es posible que no hayas probado antes. ¡Esta es tu oportunidad para descubrir lo deliciosas que son!

Puedes cocinar al vapor granos enteros igual que haces el arroz; busca las instrucciones en el paquete, pues algunos se demoran más que otros. Una vez que están cocidos, échalos en un tazón y adórnalos con todo tipo de ingredientes: frijoles, vegetales, carne, mariscos, salsa, hierbas frescas, aguacate, queso rallado e incluso frutas frescas como el mango. Preparar un "tazón de granos" para el almuerzo o la cena es una manera fácil de disfrutar de una deliciosa comida alta en fibra, y usar los sobrantes refrigerados para después.

Para ahorrar tiempo, cocina una olla grande de quinua o cebada o cualquier otro grano el fin de semana. Divídelo en porciones individuales, y congélalos para servirlos durante la semana. Caliéntalos en el microondas y estarán listos en cuestión de minutos, sea para un acompañamiento o como la base para un tazón de granos.

Asegúrate de buscar granos enteros como ingredientes en el pan y otros alimentos basados en granos. Simplemente asegúrate de que la palabra "enteros" aparezca en la lista de ingredientes junto al grano para cerciorarte de que estás recibiendo todo el beneficio nutricional del grano. Algunos fabricantes de pan tratan de confundir a los clientes vendiéndoles "pan de trigo" que en realidad no contiene trigo integral, aunque sí tiene el color carmelita añadido para que *parezca* pan de trigo integral. No te dejes confundir. Siempre revisa la etiqueta para asegurarte de que los granos que contiene son enteros.

### SABIDURÍA DEL DR. JUAN

## PIÉNSALO DOS VECES ANTES DE ELIMINAR EL GLUTEN

El gluten, una proteína contenida en el trigo, el centeno, la cebada y el tritíceo ha recibido mucha atención últimamente. Se lo culpa por todo tipo de problemas de salud, desde quejas por problemas digestivos y mente nublada a abortos espontáneos, depresión y dolores de cabeza. ¡Dios mío! Si es tan malo, ¿debes dejar de consumirlo?

Probablemente no. No estoy convencido de que el gluten sea el villano que todos debemos evitar. De hecho, a menos que padezcas de celiaquía o una verdadera intolerancia al gluten, no veo razón para que lo elimines de tu dieta.

Eliminar el gluten puede ser inconveniente y costoso, y a la hora de reemplazar panes y cereales con gluten por versiones que no lo tengan, es probable que recibas menos fibra y mucha más azúcar y grasa. Estarás comiendo también mucho más arroz blanco, que es molido para reemplazar la harina de trigo en muchos alimentos sin gluten. Deja de comer gluten si te hace sentir enfermo, pero si no, no veo razón alguna para evitarlo.

# TESTIMONIO DE ÉXITO DE LA MOJITO DIET: **MARI**

## *Recuperar la forma luego de tener hijos*

Aumentar de peso nunca ha sido un problema para Mari, una madre de treinta y cuatro años, ama de casa que antes trabajaba como técnica de laboratorio. En su etapa de crecimiento siempre había disfrutado de los deportes y se consideraba una persona "flaca". Pero después de dar a luz a dos hijos en menos de dos años y estar siempre tan ocupada atendiéndolos que dejó de hacer ejercicio durante cuatro años, Mari vio que su cuerpo estaba cambiando. "No estaba feliz con mi apariencia y cómo me sentía", dice.

Mari quería mejorar sus hábitos alimenticios y volver a sentirse como era ella. "Quería poder ponerme ropa de mi talla que me sirviera, también tener más energía para jugar con mis hijos y además ir al gimnasio", dice. Había probado un par de dietas, incluyendo un plan que requería comprar alimentos empacados, pero odiaba el sabor de la comida. Así que decidió probar la Mojito Diet.

Después de cuatro meses siguiendo la Mojito Diet, Mari está contentísima de reportar que ha bajado doce libras, quemado 8% de la grasa corporal, reducido cinco pulgadas de cintura y ha bajado dos tallas de vestido.

Una de las cosas favoritas de la Mojito Diet es que es fácil de seguir. "Te da recetas que son simples de cocinar en casa y también es fácil seguir el plan cuando comes fuera", dice Mari. "Me encanta poder comer queso y también la mitad de una papa pequeña. Es muy sencillo administrar las proteínas y ¡me encanta el agua de mojito!". Ella disfruta de la anticipación de recibir los premios de mojitos al final de la semana, y le gusta el hecho de que la Mojito Diet es un plan de catorce días que puede repetirse todas las veces que se necesite hasta que alcances tu peso meta.

"La Mojito Diet ha cambiado mi manera de comer y cocinar", dice Mari. "Me ha hecho consciente de mi salud y ahora estoy muy atenta a lo que como. Tengo más energía y me siento como la persona que era. Después de tener a mis dos hijos, no me sentía muy bien acerca de mi apariencia, pero ahora me siento mucho mejor".

# 8

~~~

# Usa el Ayuno limpio de 16 horas para bajar de peso y mejorar la salud

*Una de mis pacientes*, Margaret, la pasó muy mal bajando de peso. Es una abogada de cincuenta y cuatro años que ha estado aumentando de peso desde que pasó por su menopausia hace unos años, no mucho peso, pero unas libras aquí y allá. A pesar de probar con varias dietas y haciendo más ejercicio, simplemente no pudo lograr bajar las quince libras que había aumentado durante años recientes. Entonces trató algo completamente diferente: ayunar. Tres días a la semana ayunaba durante dieciséis horas seguidas. No comía nada desde las 8 p.m. hasta la hora del almuerzo al día siguiente. Ayunar resultó ser la solución para Margaret, que hizo que desaparecieran esas libras de más. Un par de meses después de comenzar a ayunar, Margaret alcanzó su peso meta, y continúa manteniendo su pérdida de peso ayunando un día o dos a la semana.

Cuando creé la Mojito Diet, yo quería incluir ayunos porque sé que funcionan. No solo ayudan a bajar de peso, sino que pueden traer otros beneficios de salud también. Mientras más yo aprendía de los beneficios de salud y pérdida de peso del ayuno, más me convencía de que debía ser parte de mi plan.

Cuando piensas en ayunar, tal vez imaginas pasarte el día sin comer. Esa es ciertamente una manera de ayunar, pero gran parte de la investigación sobre el ayuno para bajar de peso está descubriendo que podemos beneficiarnos del ayuno sin pasar hambre durante un día. En lugar de no comer durante largos períodos de tiempo, el ayuno intermitente —o "ayuno funcional", como yo lo llamo— alterna ocasionales períodos de ayuno con períodos de comer. Los períodos de ayuno pueden ser tan cortos como dieciséis horas, y típicamente incluyen las ocho horas que pasamos durmiendo, lo cual hace que el tiempo de ayuno parezca más corto. Durante mi Ayuno limpio de 16 horas, ayunarás dieciséis horas en tres días no consecutivos. Estos ayunos de dieciséis horas son más fáciles de lo que parecen, comenzando después de cenar (nada después de las 8 p.m.) y terminando a la hora del almuerzo del día siguiente.

Después de considerar los pros y los contras de varios tipos de estrategias, creé el Ayuno limpio de 16 horas porque ofrece la mejor combinación de practicidad y resultados. Es fácil de seguir, y puede tener un impacto positivo en la pérdida de peso, la grasa abdominal, la inflamación, la resistencia a la insulina y la salud cerebral.

Ayunar es una manera relativamente simple de comer menos y aumentar tu pérdida de peso. Cuando ayunas durante dieciséis horas —como recomiendo con el Ayuno limpio de 16 horas durante la Semana 2 de la Mojito Diet— reduces automáticamente el número de calorías que ingieres, siempre y cuando no comas más cantidad ese día más tarde para compensar la comida que te saltaste.

Lo que es bueno acerca de las dieciséis horas de ayuno es que una vez que te acostumbras a hacerlo tres veces a la semana, comienza a sentirse como algo natural y es una manera relativamente fácil de comer menos. Algunos de mis pacientes reportan sentirse intelectualmente más agudos las mañanas que no desayunan, y otros han encontrado que prefieren hacer ejercicio con el estómago vacío porque se sienten mejor físicamente sin comida en el vientre.

## ¿Cómo ayuda el ayuno?

La explicación más simple de por qué el ayuno funciona es que te ayuda a comer menos alimentos e ingerir menos calorías, especialmente si no comes en exceso durante los períodos en que no estás ayunando. Esto puede conducir a la pérdida de peso y, una vez que bajas las libras, el ayuno de dieciséis horas puede ayudarte a mantener el peso.

El ayuno puede también reducir el riesgo de ciertas enfermedades. Un estudio reciente reveló que el ayuno reduce la presión arterial, la inflamación, el azúcar en la sangre, los triglicéridos y el colesterol general, así como una hormona que está asociada con los cambios relacionados con la edad. Además, el ayuno puede ayudar al cuerpo a usar el azúcar en la sangre con mayor efectividad mejorando la habilidad de la insulina de distribuir el azúcar en la sangre a las células.

El ayuno también ayuda a quemar grasa. Cuando ayunas, no le provees al cuerpo nuevo combustible, por lo que tiene que depender del combustible que tiene almacenado. En otras palabras, la grasa que está almacenada en tu vientre, en el trasero y en otros lugares trémulos.

Cuando ayunas, tomas un receso de comer. ¿Por qué es eso bueno para tu salud? Una teoría es que el ayuno causa un estrés ligero en tus células, y ese estrés puede fortalecer la habilidad de esas células para resistir enfermedades. Piensa en el viejo axioma, "Lo que no te mata te hace más fuerte" aplicado a las células y no a las personas. El ayuno ocasional también parece reducir la inflamación en todo el cuerpo y hace más lenta la oxidación, un proceso que contribuye al envejecimiento de las células.

Hay estudios que han encontrado vínculos entre el ayuno y la reducción del riesgo de las enfermedades del corazón. Es difícil determinar si esta conexión se deba a la pérdida de peso, o a un enfriamiento de la inflamación o a una reducción de la oxidación, pero creo que la ciencia se inclina con suficiente fuerza a favor del ayuno y me siento cómodo recomendándolo.

Algunos estudios también sugieren que el ayuno puede ayudar a demorar los síntomas del Alzheimer. Esta investigación está aún en su infancia, y la mayor parte ha sido practicada en animales, pero existen razones para creer que el ayuno y la restricción de calorías pueden ayudar a prolongar la vida, preservar la memoria y aumentar la resistencia a otras enfermedades relacionadas con la edad. No sabemos con seguridad si el ayuno podría evitar la demencia, o qué tipo de ayuno tendría el mayor impacto o qué otros factores podrían jugar un papel en la prevención de la demencia.

Por ejemplo, algunos estudios vinculan el ayuno con una ingestión muy baja de calorías en general. A pesar de toda la incertidumbre, la obesidad y la resistencia a la insulina sí parecen tener vínculos con la demencia, y parece probable que bajar de peso pueda ayudar al cerebro. Sabemos que los defectos en los vasos sanguíneos del cerebro relacionados con enfermedades cardiovasculares pueden aumentar las probabilidades de demencia. No creo que reducir el riesgo de Alzheimer sea, de por sí, una razón para comenzar a ayunar. Pero siendo alguien que tiene demencia en su historia familiar, pienso que es importante para los investigadores seguir averiguando si el ayuno podría reducir el riesgo.

Puedes estar pensando, si el ayuno es bueno, ¿no sería mejor que ayunáramos más? Mi respuesta es, probablemente no. Si ayunas con demasiada frecuencia o durante demasiado tiempo, o si combinas ayunar con una dieta mala los días que no ayunas, tus esfuerzos podrían ser contraproducentes. Ayunar demasiado puede hacer que tu metabolismo se vuelva más lento, obligando al cuerpo a retener la grasa en lugar de quemarla, e interfiriendo con la capacidad de tu cuerpo para bajar de peso.

No estoy de acuerdo con los planes de ayuno que alternan largos períodos de ayuno con una dieta poco saludable. Por ejemplo, algunas dietas de moda recomiendan que comas poco o nada durante varios días a la semana, y que básicamente comas todo lo que quieras en los otros días. Aunque es posible que esta estrategia lleve a una pérdida de peso a corto plazo, no hace nada en favor de la calidad de tu dieta. Si estás ingiriendo todo lo que se te antoje los días en los que comes —hamburguesas con queso, papas fritas, refrescos azucarados, etc.— no vas a estar comiendo alimentos saludables que puedan mejorar tu salud y reducir el riesgo de enfermedades del corazón, diabetes tipo 2, cáncer y otras condiciones de salud. Esa es la razón por la que, en la Mojito Diet, recomiendo alternar ayunos de dieciséis horas con porciones razonables de alimentos saludables.

### El ayuno no es para cualquiera

Algunas personas deben evitar el ayuno por razones de salud, o deben hacerlo solamente con la aprobación de su médico. El ayuno no es recomendable para ti si:

- Estás encinta o lactando.

- Estás tomando insulina o medicamentos para la diabetes.

- Tienes un historial de comer desordenadamente.

- Padeces una enfermedad del hígado o del riñón.

- Tienes hipoglicemia o te debilitas cuando no comes.

Si padeces de diabetes tipo 2, consulta a tu médico antes de ayunar. Personalmente, en general no tengo problema con que mis pacientes diabéticos ayunen durante dieciséis horas un par de veces a la semana, si no están en un plan de insulina o de medicamentos para la diabetes, porque puede ser una manera efectiva de reducir su nivel general de azúcar en la sangre. Pero debes obtener la aprobación de tu médico primero.

## ¿Pero no es el desayuno la comida más importante del día?

Si eres como yo, probablemente te criaste creyendo que no podías dejar de desayunar porque es la comida más importante del día. Puedes incluso haber oído que hay estudios que muestran que las personas que desayunan tienen menos probabilidades de tener sobrepeso de ser obesas que las que no lo hacen. ¿Cuál es la verdad?

Empecemos con lo que tu madre puede haberte dicho cuando se negaba a dejarte ir a la escuela sin desayunar. Estoy de acuerdo con ella; los niños deben desayunar porque les da la energía que sus cuerpos en crecimiento necesitan para aprender y procesar información. El ayuno no tiene sentido para niños cuyos cerebros y cuerpos necesitan combustible regularmente. Los desayunos de mucha azúcar tampoco tienen sentido para los niños. La mejor combinación de alimentos para niños en cada comida o merienda son las proteínas más los carbohidratos de alta calidad y las grasas saludables.

En cuanto a los estudios que sugieren una asociación entre dejar de desayunar y aumentar de peso, ten por seguro que hay también estudios que demuestran lo contrario. ¿Por qué la mezcla de estos hallazgos? Puede ser que las personas que tienden a desayunar también tienen otros hábitos saludables, como el ejercicio y optar por comer alimentos nutritivos. En lo que a mí respecta, si dejas de desayunar por ser parte de un programa de ayuno cuidadosamente concebido como mi Ayuno limpio de 16 horas, estás posicionándote para tener éxito en bajar de peso. Por otra parte, si descubres que saltar tu primera comida del día te deja tan hambriento que vas a comer demasiado más tarde en el día, el ayuno puede no ser una opción adecuada para ti. Cada persona tiene que tomar su propia decisión sobre lo que es mejor para su cuerpo. Pruébalo, y quizás descubras que te ayude a bajar de peso con un éxito que te ha eludido en el pasado, como le ocurrió a mi paciente Margaret.

## Sugerencias para luchar contra el hambre durante el ayuno

Algunas personas reportan que sienten hambre cuando comienzan a ayunar por primera vez. Una vez que adquieras el hábito de hacer el Ayuno limpio de 16 horas un par de veces a la semana, probablemente te vas a acostumbrar y no te sentirás particularmente hambriento. Sin embargo, si no es así, a continuación te presento algunas maneras de lidiar con el hambre:

▪ *Llénate de líquido.* Cuando estás ayunando, puedes tomar agua, café solo, té negro o té verde (sin leche ni edulcorante). Puedes también preparar una jarra grande de mi Agua de mojito (página 222) y tomarla por la noche y por la mañana para ayudar a llenarte y expulsar las toxinas del cuerpo.

▪ *Trata de distraerte.* No pienses en el hambre haciendo algún trabajo, leyendo un libro, escuchando música, llamando a un amigo o haciendo cualquier cosa que te absorba la concentración y te distraiga del hambre.

▪ *Haz ejercicio.* Baila salsa durante diez minutos, sal a caminar, juega un poco de baloncesto o haz cualquier otra actividad física que disfrutes.

▪ *Enfócate en el hambre.* Esto es lo contrario de distraerte. En vez de quitar la mente del hambre, concéntrate en ella y llena la mente de lo que se siente y lo que representa, no un castigo o una privación, sino un regalo que le haces a tu cuerpo. A veces, enfrentarte al hambre te ayuda a darte cuenta de lo capaz que eres de soportarla y de que puedes permitirte tener hambre sin recurrir a la comida para llenar el vacío que tienes en el estómago y en la mente.

▪ *Asegúrate de que es hambre lo que sientes.* Esa sensación de "hambre" que estás sintiendo puede muy bien ser otra cosa: aburrimiento, soledad o frustración, por ejemplo. Trata de estudiar tu hambre para determinar si es física o emocional. Si descubres que son las emociones y no el estómago vacío lo que te está desatando el deseo de comer, piensa en las maneras en las que puedes satisfacer tus ansias emocionales sin recurrir a la comida.

▪ *Vuelve a enmarcarla.* Imagina las maneras en que puedes volver a enmarcar la sensación de hambre. En lugar de pensar que es un vacío que te desagrada, infórmate a ti mismo que es simplemente lo que está sintiendo tu cuerpo quemando la grasa y las calorías de más.

### SABIDURÍA DEL DR. JUAN

## SI EL HAMBRE TE PROVOCA ANSIEDAD, INDAGA MÁS PROFUNDAMENTE

Algunas personas se irritan cuando sienten hambre y devoran comida inmediatamente en lugar de permitirse sentir hambre. No solamente se sienten incómodas cuando les da hambre, sino que se sienten atemorizadas, ansiosas y angustiadas.

Si tu hambre física te provoca una reacción profunda y emocional, trata de explorar tus sentimientos para entender los pensamientos y emociones detrás de ellos. Recuérdate que, si estás saludable, no hay daño alguno en sentir hambre durante unas pocas horas. Puede ser ligeramente desagradable, pero no te causará daño. Sin embargo, si tus sentimientos acerca del hambre son complejos, te causan ansiedad o conducen a comer desordenadamente, tal vez quieras considerar discutirlo con un profesional.

# TESTIMONIO DE ÉXITO DE LA MOJITO DIET: **DANNY**

### *La transición a un estilo de vida más saludable*

Cuando Danny comenzó a seguir la Mojito Diet, su meta no era solamente perder peso, sino también mejorar la calidad de su dieta. Había estado buscando una manera de incorporar alimentos más nutritivos a sus comidas.

Lamentablemente, no es fácil para Danny comer saludablemente. Como oficial protector de tránsito armado, sus horas de trabajo son un desafío para él poder comer bien. Es un problema común para las personas que trabajan diferentes turnos de trabajo o durante horas irregulares. Les resulta fácil comer demasiado o llenarse de comida chatarra, y les es difícil acomodar planes de alimentos y ejercicios en sus erráticas horas.

Danny, de cuarenta y nueve años, también quiere mejorar su salud y sabe la importancia que tiene comer vegetales. Pero en el pasado, encontrar maneras de añadir vegetales a su dieta constituía un desafío. De modo que cuando comenzó a seguir la Mojito Diet, lo tomó como una oportunidad de adoptar una nueva manera de comer.

Danny ha tenido éxito en sus dos metas. No solamente ha bajado catorce libras y eliminado tres pulgadas de cintura, sino que ha mejorado significativamente la calidad de su dieta. "Ahora hago mejor mi tarea de comer de manera más saludable y de incluir más vegetales durante todo el día", dice Danny.

Aunque Danny quería bajar de peso, no quería bajo ninguna circunstancia comer alimentos aburridos. Por esa razón, aprecia las sabrosas recetas cada día en el plan de alimentos de la Mojito Diet. "Me encantan las recetas, especialmente la *feijoada* brasileña. ¡Fenomenal!".

# 9

~~~~~~

# Come por
# el corazón y la mente

*Siempre me encanta ver a pacientes* que han perdido peso. Entran en mi oficina para examinarse con una enorme sonrisa y un salto en su andar, entusiasmados por contarme de su éxito. En lugar de quejarse cuando se paran en la balanza, se montan contentos, emocionados por su logro. Ver esto es una de las mejores partes de mi trabajo.

Aunque me siento feliz de observar a mis pacientes físicamente delgados y más esbeltos, cómo lucen no es tan importante para mí. Como he dicho antes, creo que personas de todos los tamaños y formas pueden ser atractivas, de manera que si la cuestión fuera solo la apariencia, no me importaría realmente la pérdida de peso. Lo que más me anima como cardiólogo son los resultados del examen médico que estos pacientes reciben típicamente. Cuando bajan de peso, tienden a tener la presión arterial más baja, los números de colesterol son mejores y el nivel de azúcar en la sangre es menor que lo que tenían antes de bajar de peso, especialmente si siguieron planes de alimentos como el de la Mojito Diet que enfatiza el consumo de alimentos saludables para el corazón y el ejercicio. ¡Esa mejoría en sus resultados me causa más satisfacción que todo lo demás!

Mis pacientes con sobrepeso y obesos me preocupan especialmente por su presión arterial alta, conocida también como hipertensión. Al circular por las arterias la sangre ejerce presión sobre ellas; si la presión es regularmente demasiado alta, se diagnostica presión arterial alta. La presión alta es preocupante porque contribuye a causarle la muerte a aproximadamente 410.000 americanos al año, y está vinculada a las enfermedades del corazón y cerebrovasculares, las dos principales causas de muerte en los Estados Unidos.

La presión arterial alta puede dañar las arterias, llegando a causar que se abulten o que haya escapes o bloqueos. El daño a las arterias por la presión arterial alta puede conducir a complicaciones graves, como un aneurisma, una insuficiencia cardíaca, un corazón engrandecido, una apoplejía, fallas del riñón o demencia. Puede también causar pérdida de la vista, disfunción sexual o enfermedad arterial periférica. Créeme, es mejor tener la presión arterial en un nivel más bajo y más saludable.

Aproximadamente la mitad de todos los adultos padecen de presión arterial alta; para las personas que tienen sobrepeso o son obesas la presión arterial alta es más común, especialmente cuando envejecen. Si tienes más de cincuenta años y eres obeso, la probabilidad de que tengas la presión arterial alta es de alrededor del 71%; si tienes más de sesenta y cinco, esa probabilidad se eleva a 86%.

Mantuve la presión arterial alta muy en mente cuando diseñé la Mojito Diet. Quería crear una dieta que no solo ayudara a bajar de peso, sino que ayudara también a bajar la presión arterial. Esa es la razón por la que basé la Mojito Diet parcialmente en el altamente respetado plan de alimentos DASH, cuyo enfoque es bajar la presión a través de la dieta.

Aunque DASH se desarrolló para personas con hipertensión, hace mucho más que simplemente bajar la presión arterial. Muchos estudios han vinculado la dieta DASH a la pérdida de peso además de reducir la presión arterial. Por ejemplo, el estudio ENCORE encontró una pérdida de peso de hasta diecinueve libras en cuatro meses, y reducciones de hasta 16 mm/Hg (sistólica) y 10 mm/Hg (diastólica) en personas que siguen la dieta DASH. Los participantes en el estudio que hicieron ejercicio redujeron aún más su presión arterial que los que no lo hicieron. También se ha revelado que la dieta DASH reduce el riesgo de padecer de gota, diabetes tipo 2 y muerte prematura por distintas causas.

En algunos estudios, las personas que siguieron la dieta DASH vieron que su presión arterial comenzó a bajar a tan solo dos semanas de haber empezado el plan de alimentos. ¡Dos semanas! ¡Algunos de los medicamentos para bajar la presión no funcionan con tanta rapidez!

## Empezar donde la dieta DASH termina

Puedes estar pensando esto: "Dr. Juan, si le gusta tanto la dieta DASH ¿por qué no seguir ese plan en lugar de la Mojito Diet?". ¡Buena pregunta! Esta es mi respuesta: desde que la dieta DASH fue diseñada hace más de veinte años, hemos aprendido algunas nuevas lecciones muy importantes sobre la pérdida de peso, la presión arterial, el ayuno y las enfermedades del corazón que no están necesariamente reflejadas en las guías de la dieta DASH.

Por ejemplo, desde que se diseñó la primera dieta DASH, tenemos ahora una mejor comprensión de lo siguiente:

- El papel crucial que juega la proteína en la pérdida de peso.

- La importancia de concentrarnos en los carbohidratos de alta calidad y reducir los carbohidratos de baja calidad para bajar de peso y mejorar la salud del corazón.

- La contribución que las grasas saludables pueden hacer al corazón en una dieta.

- El hecho de que el colesterol dietético en alimentos como los huevos no parece elevar los niveles de colesterol en la sangre o el riesgo de enfermedades de corazón como antes pensábamos.

- Los beneficios de las nueces en la salud y la pérdida de peso.

- Las muchas ventajas que las proteínas de plantas como las nueces, los frijoles, los chícharos y las lentejas traen a la pérdida de peso y a la salud en general, especialmente cuando se usan en lugar de carne roja y carne procesada.

Todos esos nuevos conocimientos informaron mi modo de pensar cuando decidí calibrar la Mojito Diet para un éxito óptimo. He incorporado a la Mojito Diet algunos de los más efectivos principios de la dieta DASH para bajar la presión arterial, conjuntamente con nueva información acerca de la pérdida de peso y la salud. La Mojito Diet empieza donde la dieta DASH termina, utilizando la más reciente ciencia nutricional para crear un plan de alimentación que produzca pérdida de peso, así como salud del corazón.

## La Mojito Diet y tu mente

Sé que hablo mucho sobre cómo la Mojito Diet puede beneficiar el corazón. ¿Qué puedo decir? Soy un cardiólogo, ¡y pienso en el corazón todo el tiempo! Pero también tenía tu cerebro en mente cuando diseñé la Mojito Diet, que incorpora muchos de los alimentos contenidos en la dieta MIND, diseñada para optimizar la salud del cerebro y reducir el riesgo de contraer Alzheimer.

La dieta MIND (sus siglas en inglés se refieren a un nombre que suena un tanto intimidante: Intervención Mediterránea-DASH para el Retraso Neurodegenerativo), es emocionante porque los investigadores descubrieron que reducía el riesgo de Alzheimer por tanto como 53% en personas que siguieron la dieta al pie de la letra, y por 35% en los participantes que la siguieron moderadamente bien. Esta es una noticia excelente para personas como yo cuyas familias tienen demencia en su historial familiar. Al igual que la dieta MIND. La Dieta MIND incluye muchos vegetales, frutas, granos enteros y proteína magra, al tiempo que limita la carne roja, la carne procesada y las grasas saturadas.

Si estás ávido de dar estos pasos para reducir tu riesgo de Alzheimer —como lo estoy yo— trata de incluir una buena cantidad de vegetales verdes de hoja (al menos seis porciones a la semana de espinaca, col rizada, acelga, lechuga romana y otros vegetales verdes) y bayas (al menos dos veces a la semana) en tus comidas diarias de la Mojito Diet. Es fácil hacer esto en la Mojito Diet porque se puede siempre intercambiar un vegetal por otro o una fruta por otra. A diferencia de la Mojito Diet, la dieta MIND incluye una copa de vino todos los días. También limita el queso a una sola vez a la semana. Sin embargo, no estoy convencido de que limitar el queso tan drásticamente o tomar vino diariamente sea necesario.

Sin embargo, sí sugiero que tengas en cuenta lo siguiente: de todos los alimentos saludables para el cerebro incluidos en la dieta MIND, los arándanos se consideran los más potentes protectores del cerebro de todos. Esta es solo una de las razones por las que como arándanos en el desayuno casi todas las mañanas y por la que los incluyo a menudo en la Mojito Diet. Me encantan los pequeños arándanos silvestres que se venden congelados. Otras bayas están repletas de nutrientes también.

Como puedes ver, la Mojito Diet integra muchas de las mejores prácticas de una variedad de fuentes basadas en la ciencia. ¡Es emocionante para mí pensar en toda la gente cuya salud y bienestar mejorarán gracias a la Mojito Diet!

# VE A QUE TE CHEQUEEN LA PRESIÓN ARTERIAL

Si no te has medido la presión arterial en los últimos doce meses, por favor haz una cita con tu médico para un chequeo. Cuando te midas la presión arterial, pídele a tu médico/a o enfermero/a que te escriba los números para que sepas cuánto tienes.

La presión arterial se describe con dos números: el número superior (presión sistólica) mide la presión cuando el corazón está latiendo. El número inferior (presión diastólica) mide la presión cuando el corazón descansa entre latidos. La medida de la presión arterial se expresa en unidades conocidas como milímetros de mercurio, o mm/Hg. A continuación, lo que los números significan:

| CATEGORÍA DE PRESIÓN ARTERIAL | SISTÓLICA (NÚMERO SUPERIOR) | | DIASTÓLICA (NÚMERO INFERIOR) |
|---|---|---|---|
| Normal | Menos de 120 | y | Menos de 80 |
| Elevada | 120-129 | y | Menos de 80 |
| Presión arterial alta, etapa 1 | 130-139 | o | 80-89 |
| Presión arterial alta, etapa 2 | 140 o más alta | o | 90 o más alta |
| Crisis hipertensiva (requiere atención médica inmediata) | Más alta de 180 | y/o | Más alta de 120 |

## Cuatro minerales cruciales para la salud del corazón

Al igual que la dieta DASH, la Mojito Diet se asegura de que recibas cantidades óptimas de cuatro minerales nutritivos que se han vinculado a la regulación de la presión arterial y a la salud del corazón: sodio, potasio, magnesio y calcio. Cada uno está vinculado, de manera positiva o negativa, al riesgo de la presión arterial.

## Sodio

Cuando se trata de la presión arterial alta, mucha atención se dirige al sodio, el principal ingrediente de la sal de mesa. Consumir más sodio que lo que tu cuerpo necesita pueda causar que retengas líquidos, lo cual puede elevar el volumen de sangre y la presión arterial. La excesiva cantidad de sodio puede también causar que las paredes de las arterias se vuelvan menos flexibles. Consumir menos sodio puede ayudar a reducir la presión arterial y el daño a los vasos sanguíneos, razón por la cual yo limito el sodio en la Mojito Diet.

No todas las personas tienen la presión arterial alta, pero tiene sentido que todas limiten el sodio en sus dietas y lo reduzcan en sus dietas si lo consumen en grandes cantidades. Aunque no tengas la presión arterial alta ahora, puedes en algún momento tenerla. Según avanza nuestra edad, es normal que las paredes de nuestros vasos sanguíneos se vuelvan más rígidas y menos capaces de manejar aumentos en la presión arterial, y aunque hagas todas las cosas "correctamente", tu presión arterial puede empezar a elevarse con el transcurso de los años. Por ello, aliento a todos mis pacientes —no solamente a los que padecen de presión alta— a que limiten el sodio. Estoy de acuerdo con la recomendación de la Asociación Americana del Corazón sobre el sodio: cada americano debe proponerse consumir no más que 2.300 miligramos de sodio al día, con un límite ideal de no más de 1.500 mg al día, especialmente si padeces de presión arterial alta.

A continuación, algunas maneras simples de reducir el consumo de sodio:

▪ *Evitar el sodio oculto.* Sabes que las papas fritas, las tortillas y los *pretzels* tienen mucha sal, pero probablemente no te has dado cuenta de que el sodio también es un ingrediente oculto en muchos alimentos que no consideramos especialmente salados, como la salsa de espagueti, el cereal del desayuno, el aderezo de ensaladas, el pan, la pizza, la sopa y los embutidos. Hasta el pollo asado de tu supermercado puede contener una sorprendentemente alta cantidad de sodio. No asumas que porque algo no tiene un sabor salado, tiene un bajo nivel de sodio.

▪ *Escoge los vegetales frescos o congelados.* Si usas vegetales en latas, escoge las variedades que no le añaden sal.

▪ *Opta por alimentos enteros lo más que puedas.* No hay razón para preocuparse por el sodio si comes alimentos en su estado entero, natural, sin procesar.

▪ *Usa especias.* Dale sabor a tus alimentos con hierbas y especias, y no con sal. El jugo de limón y el vinagre también añaden sabor.

▪ *Lee las etiquetas.* Busca etiquetas de alimentos que digan "bajo en sodio", "bajo en sal", "reducido en sodio" y "sin sal añadida".

▪ *Procura productos de tomate bajo en sodio.* La salsa de tomate, la pasta de tomate y otros productos de tomate en lata son una excelente fuente de potasio, así como de otras importantes vitaminas y antioxidantes. ¡Pero tienen muchísimo sodio! Por suerte, la mayoría de las marcas ofrecen opciones bajas en sodio.

▪ *Vigila los condimentos.* El kétchup, la mostaza, la salsa de soya, la salsa de parrillada y demás condimentos pueden tener una enorme cantidad de sodio. Busca versiones bajas en sal o sodio.

▪ *Haz tu propia salsa.* La salsa que viene en frasco puede tener mucha sal. Es fácil hacer tu propia salsa combinando tomate en trozos, cebollas, jalapeños, jugo de lima, cilantro y ajo. Busca mi receta para la Salsa del Dr. Juan en la página 237.

▪ *Recuerda que toda la sal tiene sodio.* Ya sea la sal de mesa, la sal *kosher*, la sal de mar celta, la *fleur de sel* francesa, la sal negra de lava o la sal rosada del Himalaya, todas contienen sodio. Aunque varios tipos de sal sutilmente producen diferentes sabores, no te dejes llevar por las alegaciones de que la sal *gourmet* es más saludable que la sal de mesa. El sodio es sodio.

▪ **Revisa la sal en las especias.** Algunas mezclas de especias son realmente sal con algunas especias añadidas. (Debido a que la sal es típicamente más barata que las especias, agregarle sal eleva el margen de ganancia de una mezcla de especias para su fabricante). Por ejemplo, algunos tipos de polvo de chile no son chiles puros molidos, sino una mezcla de polvo de chile y una gran cantidad de sal. Busca el polvo de chile sin sal y no solamente evitarás la sal, sino que obtendrás un sabor a chile más fuerte también.

▪ **Piénsalo dos veces antes de comprar comida preparada.** Las comidas de conveniencia comprada en tiendas, como las comidas preparadas listas para comer que se venden en los supermercados, a menudo contienen grandes cantidades de sodio. Y debido a que no tienen etiquetas con información, no tienes idea de cuánto sodio estás consumiendo.

▪ **Enjuágalos.** Los frijoles en lata pueden ahorrarte cantidad de tiempo en la cocina, pero algunos contienen sodio. Tíralos en un colador y enjuágalos con agua fría y les quitarás mucho sodio.

▪ **Evita las carnes procesadas.** Como discutimos en el capítulo 6, las carnes procesadas, como los embutidos, el tocino, el jamón y demás fiambres, han sido vinculadas con un riesgo más alto de varios problemas de salud. También tienden a estar cargadas de sodio, lo cual es una razón más para evitarlas. Escoge carnes sin procesar como el pollo, los mariscos, el cerdo o la carne de res o, mejor aún, opta por proteína basada en plantas como frijoles, chícharos, lentejas o nueces.

▪ **No le añadas sal al agua de cocinar.** Puede que estés acostumbrado a ponerle sal al agua en la que vas a cocinar pasta, arroz y otros granos. Si te quitas ese hábito, reducirás el sodio y probablemente ni notarás la diferencia en el sabor. Y ten en cuenta que las mezclas de arroz y granos empacados a menudo contienen grandes cantidades de sodio.

Lo mejor es empezar con arroz de grano entero y añadirle tus propias especias.

▪ **Habla con tu camarero en el restaurante.** Los chefs de restaurants son famosos por la asombrosa cantidad de sal que le añaden a la comida. Pídele a tu camarero que te preparen tu comida sin añadirle sal.

▪ **Una sacudida a la vez.** Si reducir la sal de una vez es demasiado difícil, hazlo en pequeños pasos. Por ejemplo, usa la mitad de la sal de la que estás acostumbrado a usar durante una o dos semanas, y entonces, cuando te hayas acostumbrado al cambio de sabor, rebaja un poco más. Tu paladar se ajustará a los cambios de sabor con el tiempo, y antes de que te des cuenta desarrollarás un nuevo placer por el sabor deliciosamente natural de la comida que anteriormente estaba oculto bajo toda esa sal.

### Potasio, magnesio y calcio

Si el sodio se considera el villano en el mundo de la presión arterial alta, el potasio, el magnesio y el calcio son los buenos. Estos tres minerales ayudan a relajar los vasos sanguíneos y a bajar la presión arterial. Aunque puedes obtener potasio, magnesio y calcio en suplementos, creo que es mejor obtenerlo de alimentos. Por suerte, puedes obtener cantidades abundantes de estos cruciales minerales fácilmente comiendo una dieta saludable, como lo harás cuando sigas la Mojito Diet.

Hay una manera fácil de obtener estos tres importantes minerales en un solo alimento: consumiendo productos lácteos. Toma un vaso de leche, come una copa de yogurt, disfruta de un pedazo de queso, y estarás ayudando a tu sistema cardiovascular llenándolo de potasio, magnesio y calcio, así como de proteína. La dieta DASH les da a los productos lácteos un dedo pulgar bien alto y yo también; te recomiendo que consumas productos lácteos al menos dos veces al día. Otras grandes fuentes de estos tres muy útiles minerales para bajar la presión arterial incluyen:

*Alimentos ricos en potasio:* calabaza, almendras, albaricoque, aguacates, bananos, frijoles (especialmente frijoles pintos, rojos, marinos, blancos y negros), melón cantalupo, pollo y pavo, cítricos (especialmente naranjas), vegetales verdes de hoja grande (especialmente acelga, remolacha, col rizada y espinaca), lentejas y chícharos, frijoles de lima, leche, melocotones, plátanos, cerdo, mariscos (especialmente salmón, almejas, macarela, halibut, atún claro, pargo, pez roca del Pacífico y trucha arco iris), semillas de girasol, boniato, tomate y productos de tomate (como la pasta de tomate, salsa de tomate, puré de tomate y jugo de tomate), jugo de vegetales, papa blanca con cáscara, yogur y calabacín.

*Alimentos ricos en magnesio:* aguacate, banano, frijoles (especialmente los negros y rojos), arroz integral, pollo, soya verde fresca, pescados como el salmón y el halibut, cereales fortificados de desayuno, vegetales verdes de hoja grande como la espinaca, nueces (especialmente almendras, marañón, maní y sus mantequillas), avena, leche de soya, papa blanca con su cáscara y yogur.

*Alimentos ricos en calcio:* productos lácteos (como la leche y el yogur), pescado con espinas comestibles (como el salmón en lata y las sardinas en lata), alimentos enriquecidos con calcio (como la leche de soya, el tofu y los cereales de desayuno) y vegetales verdes de hoja grande.

Como puedes ver, no es difícil incluir alimentos altos en potasio, magnesio y calcio en tu plan diario de alimentación, porque hay muchos de estos productos para escoger. Cuando cada una de tus comidas y meriendas incluya proteína magra junto con una fruta y/o vegetal —como en el caso de la Mojito Diet— tienes la oportunidad de comer alimentos que te bajan la presión arterial durante todo el día. Reduce el consumo de sal, agrega ejercicio y estarás dando grandes pasos hacia mejorar la salud de tus arterias y bajar la presión arterial.

Y una vez que empieces a bajar de peso, elevas las probabilidades de mejorar tu presión arterial mucho más. Los investigadores han encontrado que bajar sólo cinco o diez libras puede tener un impacto positivo en la presión arterial de personas con sobrepeso.

# TESTIMONIO DE ÉXITO DE LA MOJITO DIET: **YVETTE**

### *Sentir más energía*

Aunque reducir el riesgo de tener problemas de salud era importante para Yvette, cuando comenzó la Mojito Diet su principal meta era sentirse con más energía. Yvette, de cincuenta y un años de edad y vicepresidenta de una organización sin fines de lucro, a menudo se siente muy cansada durante el día. Sin embargo, una vez que comenzó a seguir el saludable plan de alimentos de la Mojito Diet, Yvette se entusiasmó al descubrir que tenía más energía que la que había tenido en mucho tiempo.

Yvette, que admite tener un historial lleno de dietas de yo-yo, encontró que cuando anteriormente seguía dietas de moda, bajaba de peso rápidamente pero lo recuperaba después casi con la misma rapidez. Con la Mojito Diet, sin embargo, Yvette se alejó de las dietas de moda y se dedicó a un plan de alimentación saludable en el que podía permanecer a largo plazo. En cuatro meses, perdió un total de veinte libras y dos pulgadas de cintura.

"La Mojito Diet me enseñó a comer mejor y a ser más experimental con mis comidas para hacerlas saludables y divertidas", dice Yvette. "Cuando comencé la Mojito Diet, había ya perdido siete libras por mi cuenta, ¡pero no me sentía tan bien y tenía hambre todo el tiempo! Al incorporar las sugerencias de dieta y el plan de alimentación de la Mojito Diet, bajé trece libras más de manera gradual y no las he recuperado".

La Mojito Diet le enseñó a Yvette unas cuantas lecciones importantes, como la importancia de reducir carbohidratos de mala calidad que añaden peso sin nutrientes y que vale la pena pesar los alimentos para controlar las porciones. "No me sentía en dieta porque se me permitían muchas combinaciones de alimentos saludables, de manera controlada y en porciones adecuadas", dice Yvette. "Me gusta poder tomarme un trago en el fin de semana para no eliminar el aspecto social de la vida".

A pesar de algunas dudas iniciales, Yvette disfrutó de ayunar tres veces a la semana. "Cuando ayuné por primera vez, no estaba segura de poder hacerlo, pero el Dr. Juan me alentó a que no me diera por vencida", dice Yvette. "Seguí con el ayuno y pronto sentí que tenía más energía cuando hacía ejercicio y no sentía hambre durante el día. ¡Ahora es parte de mi semana! Mi consejo a otras personas es que no se den por vencidas ayunando. Hay que acostumbrarse, pero produce resultados duraderos".

# TERCERA PARTE

# GUÍAS Y MENÚS DE LA MOJITO DIET

Ahora que has aprendido a cambiar tu manera de pensar acerca de las dietas y el ejercicio, así como de alimentos específicos que pueden servir de combustible para tu pérdida de peso, ¡es hora de empezar a comer y beber!

La Mojito Diet empieza con el plan de Eliminación de granos. Durante esa primera semana, comenzarás a impulsar tu pérdida de peso eliminando los granos y concentrándote en proteínas, vegetales, frutas, nueces, semillas y grasas saludables. La Eliminación de granos está diseñada para rendir resultados rápidos que te inspiren y te animen.

Después, entras en el plan de Ayuno limpio de 16 horas. Durante esa segunda semana de la Mojito Diet, incorporarás los granos otra vez en tus menús diarios. Y comenzarás a descubrir los beneficios de las dieciséis horas de ayuno mediante la inclusión de tres Ayunos limpios de 16 horas en tu semana. El plan de Ayuno limpio de 16 horas está diseñado para optimizar tu pérdida de peso mientras incorporas el pan, el arroz, las galletas y otros granos de tu gusto.

Al avanzar, mis menús de la Mojito Diet te indicarán exactamente lo que has de comer para optimizar tu pérdida de peso. Y mis deliciosas recetas inspiradas en la cocina latina te deslumbrarán con una amplia gama de desayunos deliciosos y llenos de sabores, sopas, ensaladas y platos principales.

¡Y no te olvides de los mojitos! ¡Cada semana, celebrarás tu éxito y te premiarás con divertidos y refrescantes mojitos!

En las semanas que siguen, alternarás semana a semana entre la Eliminación de granos y el Ayuno limpio de 16 horas hasta que alcances tu peso meta. Entonces, una vez que llegues a tu peso meta, te mantendrás en ese peso a largo plazo siguiendo el Plan de mantenimiento del Mojito.

# Variantes a escoger

Al seguir la Eliminación de granos, el Ayuno limpio de 16 horas y el Plan de mantenimiento del mojito, tendrás dos opciones: puedes usar mis recomendaciones de planes de comidas, que incluyen recetas de deliciosas comidas inspiradas en la cocina latina, o puedes usar mis guías para componer tu propio plan de comidas personalizado. Puedes incluso mezclar y comparar entre los dos, haciendo intercambios que conduzcan a un plan personalizado que se ajuste mejor a tus gustos y preferencias. Cualquiera que escojas, te presentaré las cosas de manera simple para que sepas exactamente lo que vas a comer en cada comida y merienda a lo largo del día, todos los días.

Aunque nos concentraremos en las comidas, quiero que recuerdes que el ejercicio es también un elemento crucial para bajar de peso. En el capítulo 4, hablamos de la importancia del ejercicio para bajar de peso y gozar de una salud óptima. Si todavía no has empezado a bailar salsa, caminar, nadar, montar en bicicleta o cualquier otra actividad de aptitud física que disfrutes, ¡este es un buen momento para comenzar! Estas actividades queman calorías, lo cual es fantástico, por supuesto. Pero también te hacen sentir tan bien sobre ti mismo que te ayudarán a elevar tu motivación y seguir tu plan de alimentos saludables y continuar dedicado a alcanzar tus metas. No tienes que separar mucho tiempo para ejercicios cada día, solo inserta una actividad física de diez minutos un par de veces al día. O si diez minutos es demasiado tiempo, muévete durante cinco minutos, y agrega más según te vayas sintiendo más fuerte y comiences a desarrollar el hábito del ejercicio. Recuérdate a ti mismo cada día que cualquier cantidad de ejercicio es mejor que ninguna. Muévete, mi amigo. ¡Te vas a alegrar de haberlo hecho!

# Grupos de alimentos, porciones
# y tamaño de las porciones

Según vayas siguiendo la Mojito Diet, te pediré que tengas en cuenta tres cosas principales:

1. *Grupos de alimentos:* Los alimentos que comas se dividen en varios grupos diferentes.

Cada día de la Mojito Diet comerás alimentos en cada uno de los siguientes grupos. Estos son:

- Proteínas (carnes magras, pollo, mariscos, huevos, soya, productos lácteos, frijoles, chícharos y lentejas)

- Vegetales

- Frutas

- Granos

- Nueces y semillas

- Grasas saludables

- ¡Mojitos! (o postre)

Cada uno de estos grupos de alimentos contribuye nutrientes cruciales a una dieta saludable y preventiva de enfermedades (excepto los mojitos, que son un premio). Y cada uno juega un papel importante en la pérdida de peso. Con la excepción de los granos, que no comerás durante la Semana 1 de Eliminación de granos, y los mojitos (o postre), que son premios ocasionales, comerás alimentos de cada grupo todos los días.

2. *Porciones:* Cada día comerás una cantidad específica de porciones de cada grupo de alimentos.

Para bajar de peso no es suficiente solo comer alimentos saludables. Debes también ser inteligente sobre la *cantidad* de alimentos que comes. Es por eso que la Mojito Diet provee una cantidad específica de porciones de varios grupos de alimentos cada día. Las cantidades de las porciones han sido cuidadosamente calibradas para proveer suficiente comida para ayudarte a bajar de peso a la vez que también te sientes satisfecho.

El número de porciones que comes cada día es diferente durante la Eliminación de granos, el Ayuno limpio de 16 horas y el Plan de mantenimiento del mojito. Esto se debe a que nuestras metas son diferentes cada semana.

**3.** *Tamaño de las porciones:* Al empezar con la Mojito Diet, medirás tus alimentos para estar seguro de que comes el tamaño adecuado de las porciones.

Comer porciones del tamaño adecuado de varios alimentos es muy importante para bajar de peso. La mayoría de las personas está acostumbrada a calcular el tamaño de las porciones viéndolas cuando cocinan y se sirven la comida. ¡Pero hay estudios que han revelado que somos bastante terribles calculando el tamaño de las porciones! Por ejemplo, la cantidad de cereal de desayuno que consideras una porción es más probable que sean dos, o incluso tres porciones, lo cual significa que estás comiendo hasta tres veces más comida que la que necesitas para el desayuno. ¡No en balde las libras se acumulan!

Esa es la razón por la que una parte importante de las primeras semanas de la Mojito Diet es medir las porciones para asegurarse de que estás comiendo la cantidad correcta de comida. No tendrás que hacer eso para siempre. Antes de que te des cuenta, podrás calcular el tamaño de las porciones acertadamente. Pero por ahora, me gustaría que tuvieras cucharas y tazas de medir, además de una balanza de cocina. No tienes que gastar mucho en una buena balanza de cocina. Por ejemplo, la Balanza Digital de Cocina y Alimentos de Múltiples Funciones Pronto de Ozeri, que ha recibido miles de reseñas de cinco estrellas en Amazon, no cuesta más de $15.

Las tablas de la Mojito Diet que comienzan en la página 171 muestran exactamente los alimentos que forman parte de cada grupo y el tamaño de la porción que se debe servir para cada comida.

# Antes de comenzar

Hay unas cuantas cosas que debes saber antes de comenzar a seguir la Mojito Diet.

**La cantidad de peso que pierdas dependerá de varias cosas.**
La pérdida de peso individual en la Mojito Diet varía según lo preciso que seas en seguir las recomendaciones de planes de alimentación y el peso que tengas al comenzar. Por ejemplo, las personas que son obesas tienden a perder más peso más rápidamente que las que tienen menos sobrepeso. Como promedio, puedes esperar perder de dos a tres libras a la semana siguiendo la Mojito Diet, aunque he visto personas que pierden hasta seis libras durante la primera semana del plan de Eliminación de granos.

**Tienes mucha flexibilidad.**
Cada una de las comidas y meriendas de los planes diarios han sido cuidadosamente configurados para darte las cantidades y tipos de alimentos que te ayudarán a bajar de peso de una manera saludable, rápida y exitosa. Sin embargo, eres libre de hacer sustituciones siempre y cuando escojas otros alimentos en el mismo grupo y el mismo tamaño de la porción. Por ejemplo, si el menú dice media taza de bayas para el desayuno, que cuenta como una porción de frutas, y no te anima comer bayas, puedes escoger otra fruta, como una manzana o una naranja. Simplemente chequea las tablas de la Mojito Diet (página 171) antes de hacer sustituciones para estar seguro de que comes la cantidad correcta de alimentos.

**Puedes intercambiar diferentes recetas.**
Si no te gusta la receta recomendada en un plan de alimentos, tienes la libertad de escoger otra de la Guía de recetas (página 211). Asegúrate de que sea una receta que esté marcada Eliminación de granos o Ayuno limpio de 16 horas, dependiendo de la semana en la que estés, de manera que el intercambio sea adecuado.

**Puedes tomar café y té.**
El café y el té pueden llenarte, así que adelante, puedes tomarlos con moderación. Sin embargo, si le añades leche a tu café o té, escoge leche

desgrasada. Y cuando estés en el Ayuno limpio de 16 horas, no uses leche en el café o en el té porque solo se recomiendan agua y Agua de mojito (página 222) sin calorías durante ese período. En cuanto al azúcar, es mejor excluirla del café o té. El azúcar añade calorías extra que van sumando. Si endulzas con dos cucharaditas de azúcar y te tomas tres tazas al día, puede conducir a un aumento de peso de más de cinco libras al año. No soy alguien que piensa que el azúcar es un enemigo que debe eliminarse completamente de tu dieta. Sin embargo, sí pienso que tiene sentido eliminarlo dondequiera que puedas, si estás consumiendo una bebida varias veces al día. El azúcar no le añade nada excepto calorías vacías a tu dieta y puede contribuir a tu adicción a los carbohidratos refinados. Para acostumbrarte a eliminar el azúcar en el café o el té, comienza a reducir el azúcar que usas hasta finalmente eliminarla. Muchos de mis pacientes han hecho esto, y han descubierto que su café o té es tan agradable sin azúcar como lo era cuando la agregaban. Algunos incluso me dicen que les gusta más el sabor del café o del té sin azúcar.

***Es mejor evitar edulcorantes artificiales y alimentos que los contengan, pero la estevia es aceptable.***

No tengo problemas con usar estevia, un edulcorante *natural* hecho del extracto de una hoja de la planta estevia, que proviene de Suramérica. La estevia es doscientas veces más dulce que el azúcar, así que un poco rinde mucho. En cuanto a los edulcorantes *artificiales*, preferiría que te abstuvieras de usarlos. Un refresco de dieta ocasional está bien, pero algunos estudios han revelado que tomar refrescos de dieta y otras bebidas endulzadas artificialmente se asocia con el aumento de peso, una circunferencia más ancha en la cintura y tasas más altas de diabetes tipo 2, presión arterial alta, síndrome metabólico y enfermedades del corazón. Los investigadores no saben realmente por qué esta asociación existe. Acaso porque la gente que usa una gran cantidad de edulcorantes artificiales no toma buenas decisiones a la hora de comer, como tomar frecuentemente un refresco de dieta con una hamburguesa, papas fritas y un pastel de manzana refrito. Pero probablemente sea aún más complejo. Cualquiera que fuera la razón, recomiendo evitar los edulcorantes artificiales como el aspartame, la sucralosa y la sacarina en refrescos, gelatinas, postres congelados, flanes y otros alimentos. En lugar del refresco de dieta, toma agua natural, agua efervescente con una ruedita de limón o lima o mi deliciosa Agua de mojito (página 222). Si tomas muchos refrescos de dieta puede parecerte difícil imaginar renunciar a ellos, pero es realmente posible abandonar los alimentos que no apoyan tu buena salud. Hazlo gradualmente, con el tiempo, y antes de lo que te imaginas descubrirás que disfrutas opciones más saludables.

### Usa estevia o azúcar en tus mojitos.

Cuando prepares tus mojitos de premio, es mejor que los hagas con estevia, especialmente si te sientes adicto al azúcar. El azúcar es alto en calorías y es una fuente de carbohidratos de baja calidad. Pero no a todas las personas les gustan los mojitos con estevia, y como tus mojitos semanales son un premio, ¡quiero que los disfrutes! La cantidad relativamente pequeña de azúcar en un mojito no va a descarrilar tus esfuerzos por bajar de peso.

### Puedes tomar tus meriendas a la hora que más te guste.

Mi plan diario de comidas incluye una merienda por la tarde, porque he visto que a la mayoría de la gente le entra el hambre a media tarde. Pero si prefieres comer tu merienda a otra hora del día, adelante. O puedes dividir en dos tu merienda y comer una parte por la mañana y otra parte por la tarde. O, si no quieres merendar, puedes añadir tus alimentos de merienda a tus comidas. Haz lo que te funcione mejor. En la Mojito Diet, puedes programar tus comidas como te guste. Siempre y cuando comas la cantidad de porciones de cada alimento en algún momento del día e incluya proteína y vegetales o frutas en cada comida y merienda, todo te irá bien. La única excepción es evitar comer después de las 8 p.m. cuando estés en el Ayuno limpio de 16 horas.

### Los planes de comida incluyen nueces, pero no tienes que comerlas.

Las nueces juegan un papel importante en la Mojito Diet porque contienen mucha proteína, son altas en fibra y son una buena fuente de varias vitaminas y minerales. Además, muchos estudios han descubierto asociaciones entre las nueces y la pérdida de peso y la salud del corazón. Desafortunadamente, las nueces causan reacciones alérgicas en algunas personas. Si no puedes comer nueces, pero puedes tolerar las semillas, considera comer estas mejor. Sin embargo, si también eres alérgico a las semillas —o si simplemente no te gustan las nueces— recomiendo que las reemplaces con una porción de proteína magra. Combínala con vegetales, y tendrás un paquete completo de proteína y fibra. Por ejemplo, un trozo de queso y algunas zanahorias, o humus y pimientos rojos. De esa manera estarás consumiendo fibra, proteína y otros nutrientes.

### ¡No hay límites en los vegetales!
En cada etapa de la Mojito Diet —la Eliminación de granos, el Ayuno limpio de 16 horas y el Plan de mantenimiento del mojito— ¡puedes comer todos los vegetales que quieras! La única excepción a esta regla son las papas y los boniatos. Como estos son más altos en calorías que la mayoría de los demás vegetales, limítalos a una porción diaria. Pero, de otra manera, no hay límites para los vegetales. Y recuerda, la Salsa del Doctor Juan (página 211) es 100% de vegetales, de modo que puedes comer todo lo que desees de ella. Me gusta usarla como un *dip* para vegetales crudos como las zanahorias pequeñas, los pimientos morrones y los tallos de apio.

### Los productos agrícolas ricos en almidón son aceptables para mí.
Algunas dietas no permiten, o limitan severamente, los vegetales con almidón (como la papa, el boniato, la zanahoria, el maíz, los guisantes, el plátano y la calabaza), frutas ricas en almidón (como el banano) y frutas altas en azúcar (como la piña y la papaya). Pero la Mojito Diet tiene lugar para estos deliciosos alimentos nutritivos. Proveen importantes nutrientes incluyendo antioxidantes, potasio que baja la presión alta y el magnesio, además de otras vitaminas y minerales. Su contenido de fibra ayuda a compensar cualquier impacto que puedan tener en el azúcar en la sangre. Mi única limitación es mantener las papas y los boniatos a una porción por día. Si padeces de diabetes, sigue las recomendaciones de tu médico o tu educador de diabetes sobre tu ingestión de frutas y vegetales altos en almidón.

*Una porción ocasional de papitas fritas en bolsa es aceptable.*

En general, prefiero evitar los alimentos como las papitas fritas, porque no agregan nutrientes a tu dieta. Al eliminar algunos alimentos en un esfuerzo por bajar de peso, es mejor concentrarse en alimentos nutritivos mejor que en meriendas de altas calorías. Sin embargo, si tienes deseos intensos de comer papitas fritas de bolsa que no se te alivian con nada, cómete una porción de una onza, cuéntala como grano, y tira el resto de las papitas fritas para que no te las comas más tarde.

*El intercambio de recetas es aceptable.*

Si ves un ingrediente que no te gusta en una de mis recetas, puedes intercambiarlo por otro ingrediente similar. Solo asegúrate de escoger un ingrediente sustituto en una porción del mismo tamaño y del mismo grupo de alimentos; guíate por las tablas de alimentos de la Mojito Diet (ver página 171). Por ejemplo, si una receta incluye pescado y prefieres camarones o pollo o cerdo magro, puedes hacer ese cambio. La Mojito Diet está diseñada para ofrecerte la mayor flexibilidad posible dentro de la estructura que optimiza la pérdida de peso y la salud.

*Puedes tomar otras bebidas también.*

Los mojitos son deliciosos. He incluido recetas de diferentes tipos de mojitos en la Guía de recetas (ver página 211). Pero puedes tomar otros tipos de bebidas alcohólicas también. En lugar de un mojito, puedes tomarte un trago de otro tipo o una cerveza o una copa de vino. Cuando tomes tragos mezclados, escoge bebidas para mezclar que tengan pocas calorías como el agua gasificada, la estevia y los jugos 100% de frutas. Puedes tomarte tu mojito de premio en cualquier momento con dos excepciones: no interrumpas tu Ayuno limpio de 16 horas con un mojito a la hora del almuerzo, y no te lo tomes después de las 8 p.m. la noche antes de comenzar el ayuno.

*O puedes comerte un postre.*

Si optas por comerte un postre en vez de un mojito de premio, asegúrate de que el tamaño de la porción sea correcto. Una porción de postre es una rebanada pequeña de torta, una o dos galletas, una porción pequeña de flan, o cualquier otra golosina cuyo contenido de calorías sea no mayor a 200 calorías.

### Depende de ti y tu médico si tomas un multivitamínico.

La Mojito Diet es muy nutritiva, y si la sigues al pie de la letra debes recibir los nutrientes que necesitas. Habla con tu médico sobre si debes tomar un multivitamínico o cualquier otro suplemento.

### Mis recetas son (en su mayoría) bajas en sal.

En el capítulo 9 hablamos del vínculo entre la sal y la presión arterial alta, y recomendé reducir la sal en los alimentos, tengas o no tengas la presión arterial alta. Por esta razón, la mayoría de mis recetas son bajas en sal y recomiendo alimentos sin sal como las nueces sin sal. Sin embargo, unas pocas de mis recetas sí contienen sal o alimentos salados, como los pepinos o las alcaparras. ¿Por qué? Porque un poco de sabor a sal puede hacerlas brillar. Aunque es fenomenal reducir la cantidad de sal, a menos que padezcas de presión arterial alta no tienes que eliminarla completamente. En las pocas recetas que incluyen sal o ingredientes salados, eres libre de tomar tu propia decisión de usarlas basado en las recomendaciones de tu médico.

### Es aceptable reemplazar una comida o una merienda con barras de proteína, pero solo ocasionalmente.

Cuando estás apurado, comerte una barra de proteína es más fácil que una comida. Sin embargo, aunque las barras de proteína proveen proteínas y otros nutrientes, tienen también sus inconvenientes. Primero, algunas son altas en azúcar y calorías, y son más como barras de dulce enriquecidas con proteína que alimentos saludables. Segundo, aunque estén repletas de nutrientes, no son tan buenas para ti como los alimentos enteros. Mi consejo es que escojas barras de proteína que tengan poca azúcar y cómelas sólo cuando sea necesario.

### Recomiendo leche y yogur desgrasados.

Notarás que la Mojito Diet incluye leche, yogur y quesos suaves sin grasa. Tomé esta decisión porque los productos lácteos sin grasa, o bajos en grasa, tienen considerablemente menos calorías y grasa saturada que los que contienen grasa. No contamos calorías en la Mojito Diet, pero tratamos de evitar el exceso de calorías para hacerte avanzar hacia tus metas de pérdida de peso de la manera más eficiente. Si realmente prefieres leche, yogur y quesos frescos con toda su grasa, puedes hacerlo, pero eso te demorará más bajar de peso.

La excepción son algunos tipos de quesos duros, como el *cheddar*, el parmesano, el suizo, la *mozzarella* y el queso Jack. Aunque hay quesos duros sin grasa o bajos en grasa a la venta en el mercado, no saben muy bien y no tienden a derretirse bien en las recetas. Así que en la Mojito Diet doy espacio a los quesos duros con grasa. Mi opinión es que es mejor comer cantidades más pequeñas de los quesos duros con grasa que mayores porciones de las variedades bajas en grasa y de un sabor inferior. Pero si has encontrado variedades sin grasa o de poca grasa que te gusten, escoge esos y te ahorrarás algunas calorías y grasas saturadas.

### Es aceptable reemplazar la leche con otros alimentos.

La leche y otros productos lácteos están incluidos en algunas de mis recetas y planes de alimentos. Es una excelente fuente de minerales que bajan la presión arterial como el calcio, el magnesio y el potasio, y una parte importante de la dieta DASH. Sin embargo, si no la puedes tomar por causa de alergias o intolerancia, puedes reemplazarla con leche de soya, leche de almendras o una porción de cualquier otro producto lácteo o proteína. Si optas por leches no lácteas, escoge variedades que estén fortificadas con calcio y vitamina D, y escoge leches de nueces fortificadas con proteína.

### No necesitas agregar polvo de proteína a tus smoothies.

A menos que hagas ejercicios vigorosos, probablemente no necesitas grandes cantidades de proteínas extra en polvo. Si sigues los planes de alimentos de la Mojito Diet, deberías estar recibiendo toda la proteína que necesitas para optimizar tu pérdida de peso.

## SALIR A COMER Y SEGUIR LA MOJITO DIET

La mayoría de los americanos come fuera al menos una vez a la semana, y algunos de nosotros nos encontramos comiendo fuera de la casa con mucha mayor frecuencia. Aunque es más fácil seguir la Mojito Diet con comidas preparadas en casa, comer en un restaurante es parte de la vida, y no quiero que tengas que renunciar a esa opción disfrutable y conveniente solo porque estás tratando de bajar de peso y mejorar tu salud. Sí recomiendo que prepares las comidas en casa lo más frecuentemente posible, porque hacerlo así te da un mayor control sobre lo que comes, pero no espero que seas un esclavo de la cocina. Ten en cuenta unas cuantas guías y puedes permanecer mayormente dentro de los parámetros del plan.

Cuando estás comiendo en restaurantes, piensa en dos cosas: proteína y productos agrícolas. Comencemos con la proteína. Ve por la "proteína desnuda", la cual es carne magra, pollo y mariscos sin empanizar, sin salsas o aderezo. En cuanto a los productos agrícolas, me estoy refiriendo a los vegetales, ensaladas o frutas. Puedes encontrar proteína desnuda y productos agrícolas en menús en una u otra forma en casi cualquier restaurante. Por ejemplo:

- ▶ Salmón a la parrilla con vegetales salteados en un restaurante de primera

- ▶ Una ensalada César (sin los *croutones*) cubierta con pollo o camarón a la parrilla en un sitio casual y rápido

- ▶ Un tazón de burrito con pollo desnudo, frijoles negros y lechuga (sin el arroz) en un restaurante Tex-Mex

- ▶ Rabirrubia y patas de cangrejo de Alaska con vegetales frescos en un sitio de *sushi*

- ▶ Una hamburguesa sin el pan y una ensalada en un restaurante de comida rápida

- ▶ Una tortilla de vegetales y una ensalada de fruta fresca en una cafetería

▶ Yogur o queso y un banano en un puesto de revistas del aeropuerto

Si comes una ensalada, pide que te traigan el aderezo aparte y trata de calcular un tamaño de porción de una cucharada. Las grasas saludables como el aguacate o el guacamole son aceptables, pero recuerda que las calorías se suman rápido con las grasas, y la cantidad que te sirven probablemente sea mucho más que una sola porción. En cuanto al tamaño de la porción de la proteína desnuda, come una cantidad que parezca aproximadamente igual al tamaño de una baraja de cartas (4 onzas de proteína) y llévate a casa el sobrante o simplemente déjalo en el plato.

Si estás en un restaurante donde la proteína desnuda y la guía de productos agrícolas no funcionan —por ejemplo, si cada opción está empanizada o ahogada en salsas— concéntrate entonces en la *cantidad* de comida que estás ingiriendo. La mayoría de los platos de los restaurantes proveen de dos a cuatro veces más comida que la que necesitas, así que trata de comer sólo una cuarta parte o la mitad de lo que te han servido y deja el resto. Y si es imposible evitar los granos en los días de Eliminación de granos —tal vez están cenando con tus hijos y otra familia y la pizza es la única comida que ofrecen— cómete una pequeña porción, pero no te comas el borde grueso de la pizza. Llénate con una ensalada verde. Debes tratar de mantenerte en el plan, pero no hay que volverse neuróticos. Si te ves obligado a salirte del plan en una comida, haz tu mejor esfuerzo por tomar buenas decisiones en las opciones y regresa entonces al plan en tu próxima comida o merienda. Tu meta no es ser perfecto todo el tiempo, sino hacer lo mejor posible mientras sigues adelante con tu vida.

Finalmente, si sales a comer fuera muchas veces, toma un poco de tiempo para identificar los restaurantes que mejor se acomoden a tus necesidades. Algunos están muy dispuestos a coordinar con los clientes para crear una comida que se ajuste a sus requisitos dietéticos, y otros no. Y si comes fuera a menudo con amigos y compañeros de trabajo, habla con ellos sobre tus metas para bajar de peso y oriéntalos hacia restaurantes que tengan opciones de proteína y productos agrícolas que vengan bien con tu plan.

# Ahora, estás listo para comer

En la próxima sección, te hablaré de mi plan de la Semana 1 de Eliminación de granos. Luego, te hablaré de mi plan de la Semana 2 del Ayuno limpio de 16 horas. Y finalmente, compartiré mi Plan de mantenimiento del mojito. ¡Estoy ansioso de que comiences a comer y a perder peso!

## Un vistazo a la Mojito Diet

### SEMANA 1: Eliminación de granos

- ¡Nada de granos! Elimina todos los panes, el arroz, la pasta, las tortillas y otros granos durante una semana.

- Come alimentos altos en proteína y frutas y vegetales altos en fibra en todas las comidas y meriendas, además de grasas saludables.

- Mide la comida para aprender cuál es el tamaño de las porciones saludables.

- ¡Prémiate con dos mojitos!

- Toma mucha agua o prepara mi Agua de mojito especial (página 222).

### SEMANA 2: Ayuno limpio de 16 horas

- En tres días no consecutivos ayuna durante dieciséis horas absteniéndote de desayunar tres días a la semana. (Asegúrate de terminar tu última cena la noche anterior antes de las 8 p.m.).

▪ En los días de Ayuno limpio de 16 horas, come un almuerzo y una cena normales.

▪ ¡Come granos otra vez! Come dos a tres porciones de granos enteros cada día.

▪ Continúa comiendo alimentos altos en proteína, grasas saludables y frutas y vegetales altos en fibra en cada comida.

▪ No compenses el no haber desayunado comiendo más en el almuerzo, la merienda o la cena.

▪ Continúa tomando Agua de mojito (página 222) mientras ayunas para llenarte y eliminar toxinas.

▪ ¡Prémiate con dos mojitos!

**SEMANA 3: Repetir la Eliminación de granos**

**SEMANA 4: Repetir el Ayuno limpio de 16 horas**

Después de eso: Continúa los ciclos semana a semana entre la Eliminación de granos y el Ayuno limpio de 16 horas, hasta que alcances tu peso meta. Luego avanza hacia el Plan de mantenimiento del mojito.

**EL PLAN DE MANTENIMIENTO DEL MOJITO:**

▪ Come una dieta saludable cinco días a la semana.

▪ Sigue el plan de Eliminación de granos un día a la semana.

▪ Haz el Ayuno limpio de 16 horas y no desayunes un día a la semana.

▪ Agrega días extra de Eliminación de granos si empiezas a recuperar el peso perdido.

▪ ¡Prémiate con tres mojitos!

# Las tablas de la Mojito Diet

## Proteína

*Incluye carnes, pollo, mariscos, huevos, soya, productos lácteos, frijoles (adzuki, negros, rojos, norteños, pintos, blancos, etc.), guisantes (chícharos, caritas, garbanzos, gandules) y lentejas*

| ALIMENTOS | TAMAÑO DE LA PORCIÓN | NOTAS |
| --- | --- | --- |
| Carnes magras (de res, cerdo y cordero) | 1 onza cocinada (o 1¼ onza cruda) | Carne: Escoger los cortes más magros, como bistec de cuete, de lomo y solomillo<br>Cerdo: lomo de cerdo, chuletas magras, solomillo y asado<br>Remover toda la grasa visible |
| Pollo | 1 onza cocinada (o 1¼ onza cruda) | Escoger carne blanca sin piel |
| Mariscos (pescado y moluscos) | 1 onza cocinada (o 1¼ onza cruda) | Al menos 8 onzas a la semana |
| Atún, salmón o pollo en lata | 1 onza después de drenar | Escoger variedades en agua, sin sal añadida |
| Huevos | 1 huevo entero o tres claras | |
| Soya (tofu y tempeh) | 1 onza | |
| Leche | 1 taza | Escoger desgrasada o baja en grasa |
| Suero de mantequilla | 1 taza | Escoger desgrasada o bajo en grasa |
| Leche de soya | 1 taza | Escoger variedades desgrasadas o bajas en grasa fortificadas con calcio y vitamina D y sin azúcares añadidos |
| Leche de nueces como la leche de almendra | 1 taza | Escoger variedades fortificadas con proteína, calcio y vitamina D y sin azúcares añadidos |
| Yogur (regular, griego o islandés) | 1 porción envasada (5-8 onzas) | Escoger yogures desgrasados o bajos en grasa sin azúcares añadidos o mezclas para agregar |
| Kéfir (bebida de leche cultivada) | 8 onzas | Escoger desgrasada o baja en grasa |

| ALIMENTOS | TAMAÑO DE LA PORCIÓN | NOTAS |
|---|---|---|
| Queso duro (*cheddar*, parmesano, *mozzarella*, *gouda*, suizo, Monterrey Jack, cotija, queso de pimiento, manchego, etc.) | 1 onza (aproximadamente ¼ taza en tiras o rallado) | Escoger variedades bajas en grasa si te gusta el sabor; de lo contrario, escoger los quesos duros, que tienen toda la grasa |
| Queso blando (requesón, ricota, feta, queso blanco, queso fresco, panela, etc.) | ½ taza | Escoger variedades bajas en grasa; evitar quesos no pasteurizados (porque pueden causar intoxicación; las mujeres encintas y toda persona con un sistema inmunológico comprometido deben comer solo quesos pasteurizados) |
| Frijoles, guisantes, lentejas o frijoles de lima cocinados o en latas | ½ taza | Escoger variedades bajas en sodio y enjuagar los enlatados para quitarles la sal |
| Humus | 3 cucharadas | |
| Proteína en polvo | ⅓ medida (1 medida = 3 porciones de proteína) | Escoger variedades sin azúcar añadida; a menos que hagas ejercicios vigorosos probablemente no tengas que añadir proteína en polvo a tus comidas |
| Barras de proteína | ¼ barra (1 barra = 4 porciones de proteína) | Escoger barras que sean bajas en azúcar; usar sólo ocasionalmente para reemplazar comidas porque es mejor comer alimentos enteros |

## Vegetales

*Incluyen brotes de soya, pimientos (verdes, rojos, anaranjados, amarillos), brócoli, repollo, zanahorias, coliflor, apio, acelga, maíz, pepinos, endivia, escarola, judías verdes, guisantes, palmitos, jícama, col rizada, lechuga, champiñón, mostaza parda, cebollas, papas blancas, calabazas, pimiento rojo asado (en agua), lechuga romana, espinaca, calabaza (de invierno, bellotas, nogal blanco, verano), boniato, tomatillos, tomates, hojas de nabo, berro, frijol de cera, calabacín*

| ALIMENTOS | TAMAÑO DE LA PORCIÓN | NOTAS |
| --- | --- | --- |
| Vegetales crudos de hoja | 1 taza | Escoger bastantes vegetales de hoja oscura, que son ricos en nutrientes |
| Vegetales cortados crudos | ½ taza | Escoger vegetales de todos los colores, incluyendo amarillo, anaranjado, rojo, verde y morado |
| Vegetales cocinados | ½ taza | Si los usas congelados o en latas, escoger las variedades "desnudas" sin sal, azúcar o salsas añadidas |
| Jugos de vegetales (de tomate o de vegetales mezclados) | ¾ taza (6 onzas) | Escoger variedades bajas en sodio |
| Papas blancas | ½ taza cocinadas, o ½ papa pequeña asada | Limitar a no más de una porción por día de cualquier tipo de papa |
| Boniatos | ½ taza cocinados, o ½ boniato pequeño asado | Limitar a no más de una porción por día de cualquier tipo de boniato |

### Frutas

*Incluyen manzanas, bananos, zarzamoras, arándanos, melón cantalupo, clementinas, ensalada de frutas, toronjas, uvas, kiwi, naranjas y otros cítricos, melocotones, peras, piñas, plátanos, frambuesas, fresas y sandía*

| ALIMENTOS | TAMAÑO DE LA PORCIÓN | NOTAS |
|---|---|---|
| Frutas enteras | 1 fruta pequeña, ½ fruta mediana o grande | Escoger una amplia variedad de frutas |
| Frutas cortadas o frutas enteras pequeñas, como las bayas | ½ taza | Escoger un arco iris de frutas para recibir una gama de nutrientes y antioxidantes |
| Fruta congelada | ½ taza | Escoger variedades sin azúcar añadido |
| Fruta en lata | ½ taza | Escoger variedades sin azúcar ni siropes añadidos |
| Jugo de fruta, no azucarado | ½ taza | Limitar a no más de una porción al día o menos |
| Plátanos | ½ plátano mediano | Comer sólo ocasionalmente, porque los plátanos son altos en calorías |
| Fruta seca | ¼ taza | Limitar a no más de 1 porción por día o menos |

## Nueces o semillas

*Incluyen almendras, mantequilla de almendras, marañón, mantequilla de marañón, avellanas, maní, mantequilla de maní, pistachos, nogales, semillas de calabaza, ajonjolí y semillas de girasol*

| ALIMENTOS | TAMAÑO DE LA PORCIÓN | NOTAS |
|---|---|---|
| Nueces | 1 onza (aproximadamente 2 cucharadas) | Escoger nueces sin sal y sin azúcar o edulcorantes añadidos |
| Mantequilla de nueces | 2 cucharadas | Escoger mantequilla de nueces sin sal o baja en sodio |
| Semillas | 2 cucharadas | Escoger semillas sin sal |

## Grasas saludables

*Incluyen aceites saludables, aderezos de ensaladas, aceitunas, aguacates, guacamole y pasta de ajonjolí*

| ALIMENTOS | TAMAÑO DE LA PORCIÓN | NOTAS |
|---|---|---|
| Aceites saludables (de canola, maíz, semilla de linaza, oliva, semilla de uva, maní, cártamo, ajonjolí, brote de soya) | 1 cucharada | Debido a que las grasas son altas en calorías, asegurarse de medir cuidadosamente para evitar usar demasiado |
| Aderezo de ensaladas con grasa | 1 cucharada | Medir cuidadosamente |
| Aderezo de ensaladas bajo en grasa o sin grasa | 2 cucharadas | |
| Aceitunas (negras o verdes) | 20 pequeñas o 10 grandes | |
| Aguacate | ½ pequeño o ¼ mediano | |
| Guacamole | ¼ taza | Medir cuidadosamente |
| Pasta de ajonjolí | 1 cucharada | |

| ALIMENTOS | TAMAÑO DE LA PORCIÓN | NOTAS |
|---|---|---|
| Mantequilla* | 1 cucharadita | *Por su alto contenido de grasa saturada, la mantequilla no se considera una grasa saludable, por lo cual el tamaño de la porción es mucho más pequeño del de las grasas saludables |
| Leche de coco ligera** | ½ taza | **Aunque la leche de coco es alta en grasa saturada (incluso las variedades "ligeras"), es un ingrediente irremplazable en algunas recetas latinas. Usarlo sólo ocasionalmente, y asegurarse de escoger las versiones ligeras/bajas en grasa |

## Granos*

*Panes, cereal, granola, granos enteros, arroz, pasta, palomitas de maíz y papas fritas*

| ALIMENTOS | TAMAÑO DE LA PORCIÓN | NOTAS |
|---|---|---|
| Pan integral | 1 rebanada | Escoger marcas con un grano entero indicado como el primer ingrediente en la etiqueta de nutrición |
| Cereal listo para comer | 1 onza, o entre ½ taza y 1¼ tazas, dependiendo del tipo de cereal | Escoger variedades de granos enteros con al menos 4 gramos de fibra por porción |
| Avena y cereal cocinado, sin endulzar | ½ taza cocinada | Escoger variedades no endulzadas |
| Granola, baja de azúcar y no endulzada | ¼ taza | Escoger variedades que sean más bajas en azúcar y grasa |
| Granos enteros (como amaranto, cebada, bulgur, quinua) | ½ taza cocinada (¼ taza sin cocinar) | Cocinarlos uno mismo o comprar los granos precocinados y congelados sin sal, condimentos o salsas añadidos |

| ALIMENTOS | TAMAÑO DE LA PORCIÓN | NOTAS |
|---|---|---|
| Arroz, integral | ½ taza cocinado (¼ taza sin cocinar) | Escoger arroz integral |
| Pasta, integral | ½ taza cocinada (1 onza sin cocinar) | Escoger pasta de grano entero |
| *Bagel*, integral | 1 *bagel* mini de una pulgada | Escoger *bagels* de grano entero |
| Tortilla, integral | 1 tortilla de 6 pulgadas | Escoger variedades de maíz o harina integral |
| Palomitas de maíz, hechas con aire caliente | 3 tazas | Escoger variedades básicas, hechas con aire caliente y sin sal |
| *Muffin* inglés, integral | ½ *muffin* | Escoger variedades de grano entero |
| Galletas, integrales | 1 onza | Escoger variedades de grano entero y/o basadas en semillas, preferiblemente bajas en sal |
| Papas fritas, integrales | 1 onza | Escoger variedades de grano entero y/o basadas en semillas, preferiblemente bajas en sal |
| Panecillos, integrales | 1 onza | Escoger variedades de grano entero |

*Aunque los granos no se incluyen en la fase de Eliminación de granos, los agregarás durante la semana de Ayuno limpio de 16 horas y el Plan de mantenimiento del mojito.*

# SEMANA 1:
## Plan de eliminación de granos

¡Bienvenido a la Semana 1 de la Mojito Diet! La Semana 1 de Eliminación de granos está diseñada para darle el empujón inicial a tu pérdida de peso y comenzar a producir resultados rápidos que te inspirarán a permanecer comprometido a comer más saludablemente y bajar de peso permanentemente.

Durante estos primeros siete días, te pediré que hagas algo que puede parecer difícil al principio: renunciar a todos los alimentos basados en granos, tales como el pan, el arroz, las tortillas, la pasta, las galletas y el cereal. Sé que puede parecer duro, pero créeme que es un paso que vale la pena y te premiará en grande. Y no te preocupes. Puedes volver a comer la semana próxima.

Recuerda, los planes de la Mojito Diet han sido creados alrededor de tres guías importantes:

1. *Comerás alimentos de una variedad de grupos cada día.* Las tablas de alimentos de la Mojito Diet que comienzan en la página 171 te muestran exactamente cuáles alimentos están en cada grupo.

2. *Medirás tus alimentos para estar seguro de que comes las porciones del tamaño adecuado.* Las tablas de alimentos también te muestran los tamaños de las porciones para cada alimento.

3. *Comerás una cantidad específica de porciones de cada grupo de alimentos.* La tabla a continuación te muestra cuántas porciones diarias de cada alimento comerás cada semana.

## PROPORCIONES DIARIAS DE
## ELIMINACIÓN DE GRANOS

| GRUPO DE ALIMENTOS | PROPORCIONES DIARIAS |
|---|---|
| Proteína (carnes magras, pollo, mariscos, huevos, soya, productos lácteos, frijoles/chícharos/lentejas) | 8–10* |
| Vegetales | 5 o más |
| Fruta | 3 |
| Nueces/semillas | 1 |
| Grasas saludables | 2–3* |
| ¡Mojitos! | 2 por semana |

*Come menos porciones para bajar de peso más rápido.*

### Sigue mi plan, o crea el tuyo

A medida que sigues el plan de Eliminación de granos esta semana, tienes la opción de seguir mi plan de comidas, que incluye fabulosas recetas, o crear el tuyo propio. Y si sigues mi plan, tienes la opción de intercambiar alimentos; simplemente usa las tablas de alimentos (ver página 171) para crear tu propia comida. He incluido muchas recetas de alimentos que se ajustan a la Eliminación de granos y el Ayuno limpio de 16 horas, pero no te sientas obligado a usarlas todas. Sé que los horarios son apretados, y no siempre tenemos tiempo de cocinar las comidas desde cero. Pero te lo he hecho fácil para que hagas lo que mejor te funcione.

Por ejemplo, en el desayuno del Día 1, el plan de Eliminación de granos recomienda el Cualquier fruta *parfait* (encontrarás una receta para este delicioso desayuno en la sección de recetas). Pero si no tienes apetito para el Cualquier fruta *parfait*, eres libre de cambiar tu desayuno por dos porciones de proteína y dos porciones de fruta. Las tablas de alimentos de la Mojito Diet te muestran todas las opciones que tienes para esas porciones de proteína y de frutas, además del tamaño de las porciones.

Puedes también diseñar tu propio plan de alimentos de Eliminación de granos. Usa las instrucciones a partir de la página 188.

### El plan de alimentos de Eliminación de granos

Espero que tengas hambre, porque es hora de empezar a comer. El siguiente plan de alimentos contiene mis opciones de alimentos y un detallado menú para cada día de esta semana, conjuntamente con una cantidad de porciones que cada comida provee. Encontrarás también una guía de planeación que puedes usar para diseñar tu propio plan de Eliminación de granos para la Semana 1. Las recetas también pueden encontrarse en la Guía de recetas a partir de la página 211. Recomiendo comenzar tu plan de alimentos el domingo, pero si prefieres cualquier otro día de la semana, adelante.

# SEMANA 1, DÍA 1
*Domingo*

. . . . . . . . . . . . . . . . . . . . . . . . . . . . . . . . . . . . . . . . . . . . . . . . . . . . . . .

**Desayuno**

Cualquier fruta *parfait* (página 224) hecho con frutas tropicales (mango, banano, piña) y jengibre.

▶ *O tu elección de 2 porciones de proteína y 2 de frutas*

**Almuerzo**

Ensalada latina de pollo (página 230)

1 manzana

▶ *O tu elección de 4 porciones de proteína, 2 porciones (o más) de vegetales, 1 porción de fruta y 1 porción de grasas saludables*

**Merienda de la tarde**

½ taza (o más) de zanahorias *baby*

1 onza de almendras

▶ *O tu elección de 1 porción (o más) de cualquier vegetal y 1 porción de nueces/semillas*

**Cena**

Bistec a la brasa con chimichurri (página 246)

2 tazas de espinacas saltadas en ½ cucharada de aceite de oliva

▶ *O tu elección de 4 porciones de proteína, 2 porciones (o más) de vegetales y 1–2 porciones de grasas saludables*

## SEMANA 1, DÍA 2
*Lunes*

**Desayuno**

1 taza de arándanos

Revoltillo de huevo y cualquier vegetal (página 225) hecho al estilo mexicano, con cebollas rojas, pimientos verdes, tomates, cilantro y chile en polvo

▶ *O tu elección de 2 porciones de cualquier proteína y 2 porciones de fruta*

**Almuerzo**

Gazpacho con frijoles pintos y aguacate (página 239)

1 taza de leche desgrasada

1 banano pequeño

▶ *O tu elección de 4 porciones de cualquier proteína, 2 porciones (o más) de vegetales, 1 porción de frutas y 1 porción de grasas saludables*

**Merienda de la tarde**

½ taza (o más) de pimientos rojos en rebanadas

1 onza de pistachos

▶ *O tu elección de 1 (o más) de cualquier vegetal y 1 porción de nueces/semillas*

**Cena**

Lomo de cerdo con salsa verde caliente (página 247)

½ boniato pequeño

▶ *O tu opción de 4 porciones de cualquier proteína, 2 porciones (o más) de vegetales y 1–2 porciones de grasas saludables*

# SEMANA 1, DÍA 3

*Martes*

. . . . . . . . . . . . . . . . . . . . . . . . . . . . . . . . . . . . . . . . . . . . . . . . . . .

## Desayuno

*Smoothie* de cualquier fruta (página 226) hecho con una mezcla de bayas (arándanos, frambuesas y zarzamoras)

▶ *O tu elección de 2 porciones de cualquier proteína y 2 porciones de fruta*

## Almuerzo

Sopa mexicana de frijoles negros (página 240)

1 taza de leche desgrasada

½ taza de melón

▶ *O tu elección de 4 porciones de cualquier proteína, 2 porciones (o más) de vegetales, 1 porción de fruta y 1 porción de grasas saludables*

## Merienda de la tarde

½ taza (o más) de zanahorias *baby*

1 onza de nueces

▶ *O tu elección de 1 porción (o más) de cualquier vegetal y 1 porción de nueces/semillas*

## Cena

Salmón mojito (página 248)

Ensalada hecha con 2 tazas de espinaca, cebolla roja en rebanadas y 1 cucharada de aderezo

▶ *O tu elección de 4 porciones de cualquier proteína, 2 porciones (o más) de vegetales y 1–2 porciones de grasas saludables*

# SEMANA 1, DÍA 4

*Miércoles*

......................................................................

## Desayuno

Ensalada de cualquier fruta con queso fresco (página 227) hecha con bananos, canela y requesón

▶ *O tu elección de 2 porciones de cualquier proteína y 2 porciones de frutas*

## Almuerzo

Ensalada española de vegetales con atún y papas (página 231)

1 naranja

▶ *O tu elección de 4 porciones de cualquier proteína, 2 porciones (o más) de vegetales, 1 porción de fruta y 1 porción de grasas saludables*

## Merienda de la tarde

2 cucharadas de mantequilla de almendras sobre 2 tallos largos de apio

▶ *O tu elección de 1 porción (o más) de cualquier vegetal y 1 porción de nueces/semillas*

## Cena

Chuletas de pollo con champiñones y jerez (página 249)

½ boniato pequeño asado

▶ *O tu elección de 4 porciones de cualquier proteína, 2 porciones (o más) de vegetales y 1–2 porciones de grasas saludables*

# SEMANA 1, DÍA 5

*Jueves*

. . . . . . . . . . . . . . . . . . . . . . . . . . . . . . . . . . . . . . . . . . . . .

## Desayuno

1 taza de mango en trozos

Desayuno horneado familiar (página 228)

▶ *O tu elección de 2 porciones de cualquier proteína y 2 porciones de fruta*

## Almuerzo

Ensalada opípara de tomate con frijoles negros (página 232)

1 banano pequeño

▶ *O tu elección de 4 porciones de cualquier proteína, 2 porciones (o más) de vegetales, 1 porción de fruta y 1 porción de grasas saludables*

## Merienda de la tarde

6 onzas de jugo de vegetales con bajo contenido de sal

1 onza de almendras

▶ *O tu elección de 1 porciones (o más) de cualquier vegetal y 1 porción de nueces/semillas*

## Cena

1 Guisado brasileño de mariscos (página 250)

Ensalada hecha con 2 tazas de lechuga romana, ¼ taza de pimiento verde cortado y 1 cucharada de aderezo de ensalada

▶ *O tu elección de 4 porciones de cualquier tipo de proteína, 2 porciones (o más) de vegetales y 1–2 porciones de grasas saludables*

## SEMANA 1, DÍA 6

*Viernes (Día del mojito)*

. . . . . . . . . . . . . . . . . . . . . . . . . . . . . . . . . . . . . . . . . . . . . . . . . . . . . . . . . . . . . . . . . . . .

### Desayuno

Cualquier fruta *parfait* (página 224) hecho con bayas mezcladas (arándanos, frambuesas y fresas)

▶ *O tu elección de 2 porciones de cualquier proteína y 2 porciones de fruta*

### Almuerzo

Sopa caribeña de calabaza con garbanzos (página 241)

1 taza de leche desgrasada

1 manzana

▶ *O tu elección de 4 porciones de cualquier proteína, 2 porciones (o más) de vegetales, 1 porción de fruta y 1 porción de grasas saludables*

### Merienda de la tarde

½ taza (o más) de tallos de apio mojados en la Salsa del Dr. Juan (página 237)

1 onza de maní

▶ *O tu elección de 1 porción (o más) de vegetales y 1 porción de nueces/semillas*

### Cena

Bistec de falda glaseado (página 251)

Ensalada con 2 tazas de verdes de primavera, ½ taza de tomates uva y 1 cucharada de aderezo de ensalada

▶ *O tu elección de 4 porciones de cualquier proteína, 2 porciones (o más) de vegetales y 1–2 porciones de grasas saludables*

**Premio:** ¡1 mojito! (O 1 trago de otra bebida alcohólica o 1 porción de postre)

# SEMANA 1, DÍA 7
*Sábado (Día del mojito)*

## Desayuno

1 taza de bayas mezcladas

Revoltillo de huevo y cualquier vegetal (página 225) hecho con vegetales altos en potasio (espinaca, tomates y calabacín)

▸ *O tu elección de 2 porciones de cualquier proteína y 2 porciones de fruta*

## Almuerzo

Ensalada de nopales (página 232)

1 taza de leche desgrasada

½ taza de fresas

▸ *O tu elección de 4 porciones de cualquier proteína, 2 porciones (o más) de vegetales, 1 porción de fruta y 1 porción de grasas saludables*

## Merienda de la tarde

½ taza (o más) de rebanadas de pimiento rojo

2 cucharadas de maní

▸ *O tu elección de 1 porción (o más) de vegetales y 1 porción de nueces/semillas*

## Cena

Camarones de Veracruz sobre arroz de coliflor (página 252)

½ boniato pequeño asado

▸ *O tu elección de 4 porciones de cualquier proteína, 2 porciones (o más) de vegetales y 1–2 porciones de grasas saludables*

**Premio:** ¡1 mojito! (O 1 trago de cualquier bebida alcohólica o 1 porción de postre)

### Diseña tu propio plan de alimentos de Eliminación de granos

A algunas personas les encanta tener un plan de alimentos ya calculado para ellas, como el de las páginas anteriores. Pero otras prefieren crear su propio plan usando sus alimentos favoritos. Puedes hacer lo que más te guste: seguir mi plan o diseñar tu propio plan basado en las guías de la Mojito Diet. De una u otra manera, puedes comer feliz con la Mojito Diet.

Para crear tu propio plan, usa las guías de porciones y las tablas de alimentos de la Mojito Diet a partir de la página 171. Escoge lo que te gustaría comer en el desayuno, almuerzo, cena y las meriendas, recordando no exceder el límite diario que te he recomendado. Familiarízate con el tamaño de las porciones y los tipos de alimentos incluidos en cada grupo.

En mis planes de alimentos, tu asignación diaria de alimentos se divide en tres comidas y una merienda. Puedes usar este arreglo o hacer los cambios que prefieras. Tal vez quieras comer más en tres comidas sin meriendas. O tal vez prefieras cinco pequeñas comidas a lo largo del día. Esas son buenas opciones, aunque es mejor evitar comer hasta dos horas antes de irte a dormir, especialmente si padeces de acidez o reflujo. Y debes siempre comer proteína y fibra en cada comida y merienda, porque la combinación de ambas es la mejor manera de llenarte y que llegues a la próxima comida o merienda sin sentirte hambriento. De lo contrario, siempre y cuando comas el número de porciones diarias recomendadas de cada uno de los grupos de alimentos, consumirás los nutrientes que necesitas y abrirás el camino a una exitosa pérdida de peso.

Durante el día, al seguir tu plan personalizado, asegúrate de medir tus porciones para no comer mucho o muy poco. Puedes incluso medir tus alimentos la noche antes para ahorrar tiempo durante el día.

Usa esta tabla para comer la cantidad correcta de porciones de cada grupo de alimentos esta semana:

## PROPORCIONES DIARIAS DE
## ELIMINACIÓN DE GRANOS

| GRUPO DE ALIMENTOS | PROPORCIONES DIARIAS |
|---|---|
| Proteína (carnes magras, pollo, mariscos, huevos, soya, productos lácteos, frijoles/chícharos/lentejas) | 8-10 |
| Vegetales | 5 o más |
| Fruta | 3 |
| Nueces/semillas | 1 |
| Grasas saludables | 2-3 |
| ¡Mojitos! | 2 por semana |

A continuación, un ejemplo de tan solo una manera en la que puedes escoger planear un día de comidas de la Semana 1:

## EJEMPLO DE PLAN DE ALIMENTOS
## PERSONALIZADO DE LA SEMANA 1

| DESAYUNO | ALMUERZO |
|---|---|
| Fruta: 2 porciones<br>Proteína: 2 porciones | Proteína: 4 porciones<br>Vegetales: 2 o más porciones<br>Grasas saludables: 1 porción<br>Fruta: 1 porción |
| **MERIENDA POR LA TARDE** | **CENA** |
| Vegetales: 1 porción o más<br>Nueces/semillas: 1 porción | Proteína: 4 porciones<br>Vegetales: 2 o más porciones<br>Grasas saludables: 1-2 porciones |

**EN LOS DÍAS DE MOJITOS (VIERNES Y SÁBADO):** ¡1 mojito! O 1 trago mezclado o 1 cerveza o copa de vino o 1 porción de postre

# SEMANA 2:
## Plan de Ayuno limpio de 16 horas

¡Felicidades! Completaste la Semana 1 de la Mojito Diet y ahora estás listo para avanzar hacia la Semana 2. Esta semana empezarás a incorporar el ayuno de dieciséis horas en tu plan de alimentos con mi Ayuno limpio de 16 horas. Ayunarás tres días no consecutivos durante dieciséis horas. El Ayuno limpio de 16 horas es bastante sencillo. Simplemente sigue los siguientes pasos:

▪ Termina tu cena la noche anterior al día de ayuno a las 8 p.m. o antes, y no comas nada por el resto de la noche.

▪ Cuando despiertes el día siguiente, no desayunes ni comas nada hasta el almuerzo al mediodía.

▪ Cuando termines tu ayuno, come la misma cantidad de comida en el almuerzo, la merienda por la tarde y la cena que usualmente comes. No compenses lo que no comiste durante el ayuno añadiendo más comida más tarde ese día.

▪ Cuando estás ayunando, puedes tomar bebidas sin calorías: agua, café solo, té negro o verde (sin edulcorante ni leche). Puedes también preparar una jarra de mi Agua de mojito (página 222) y tomarla por la noche y la mañana. No solamente te ayudará a llenarte y evitar el hambre, sino que eliminará toxinas de tu cuerpo. ¿Por qué tomar agua de mojito en vez de agua? Tanto a la menta como a la lima se le atribuyen propiedades que mitigan el apetito. Y la menta es una fuente de antioxidantes que puede proteger a las células de daño oxidante. Pero acaso la mejor de todas las razones es que, cuando tomas agua de mojito es menos probable que te sientas carente mientras ayunas. Disfrútala fría en un vaso atractivo con hielo, o en una taza y caliéntala en el microondas si sientes frío. Y no la tomes solamente cuando estás ayunando. ¡El agua de mojito se disfruta a cualquier hora!

▪ Recomiendo hacer el Ayuno limpio de 16 horas tres veces esta semana, porque esa es la cantidad que le resulta efectiva a mucha gente. Pero, si prefieres hacer dos o cuatro ayunos a la semana, también funciona.

Para conocer más profundamente cómo el ayuno puede ayudarte a bajar de peso y a mejorar tu salud general, no dejes de leer el capítulo 8.

### ¡Los granos han regresado!

Esta semana agregarás pan y otros granos al plan de comidas de tu dieta. Comerás dos porciones de granos los días de Ayuno limpio de 16 horas, y tres porciones en los días sin ayunar.

Dejar de comer granos la semana pasada te ayudó a empezar a bajar de peso mediante la reducción de tu dependencia en los carbohidratos, especialmente los carbohidratos "blancos" como el pan blanco, el arroz blanco y las tortillas de harina blanca. Ahora que has pasado una semana descansando de los granos, puedes añadirlos otra vez en tu dieta de una manera más saludable.

Al volver a agregar granos a tu dieta estarás comiendo granos enteros saludables como el pan integral, las tortillas de maíz integrales, el arroz integral y otros granos enteros. Estos granos saludables y llenos de fibra ayudan a llenarte a la vez que son un gran sustento para tu sistema digestivo.

Como en la Semana 1, continuarás comiendo cantidades satisfactorias de proteína magra, grasas saludables para el corazón y sustanciosos vegetales con alto contenido de fibra, frutas, legumbres y nueces. También comerás una gama de alimentos deliciosos en cada comida y merienda, incluyendo recetas fenomenales de todo tipo de comidas latinas que vayan perfectamente con tu plan diario de alimentación. Y, como la semana pasada, ¡tendrás dos mojitos o postres esperando por ti!

### Guía para el Ayuno limpio de 16 horas de la Mojito Diet

Igual que el plan de Eliminación de granos, el plan de Ayuno limpio de 16 horas está diseñado alrededor de tres importantes guías:

1. Comerás alimentos de una variedad de grupos diferentes cada día. Las tablas de alimentos de la Mojito Diet que comienzan en la página 171 te indican exactamente cuáles alimentos tiene cada grupo.

2. Medirás tus alimentos para estar seguro de comer las porciones del tamaño correcto. Las tablas de alimentos te mostrarán el tamaño de la porción para cada alimento.

3. Comerás una cantidad específica de porciones de cada grupo de alimentos. La siguiente tabla te muestra la cantidad de porciones diarias de cada alimento para esta semana. Recuerda que en los días de Ayuno limpio de 16 horas, comerás menos porciones totales de alimentos que en los días que no ayunas. (En los días de Ayuno limpio de 16 horas, comerás dos porciones menos de proteína, una fruta menos y un porción menos de granos que los días sin ayuno. Pero comerás igual número de porciones de vegetales, nueces/semillas y grasas saludables).

## PORCIONES DIARIAS DE AYUNO LIMPIO DE 16 HORAS

| GRUPO DE ALIMENTOS | PROPORCIONES DIARIAS LOS DÍAS DE AYUNO LIMPIO DE 16 HORAS | PROPORCIONES DIARIAS LOS DÍAS SIN AYUNO |
| --- | --- | --- |
| Proteína (carnes magras, pollo, mariscos, huevos, soya, productos lácteos, frijoles/chícharos/lentejas) | 6–8* | 8–10* |
| Vegetales | 5 o más | 5 o más |
| Frutas | 2 | 3 |
| Granos | 2 | 3 |
| Nueces/semillas | 1 | 1 |
| Grasas saludables | 2–3* | 2–3* |
| ¡Mojitos! | 2 por semana | 2 por semana |

*Come menos porciones para bajar de peso más pronto.

# PREGUNTAS FRECUENTES ACERCA DEL AYUNO

**P: *No me gusta dejar de desayunar. ¿Tengo que hacerlo?***

R: ¡Por supuesto que no! Pero te recomiendo hacer un intento. Como comentamos en el capítulo 8, ayunar durante dieciséis horas puede ser extraordinariamente beneficioso para bajar de peso y para la salud en general. Inténtalo algunas veces, y si de veras no te gusta, no tienes que hacerlo.

**P: *¿Comeré menos los días de Ayuno limpio de 16 horas? ¿O comeré la misma cantidad que los demás días?***

R: Los días de Ayuno limpio de 16 horas comerás menos, porque no desayunas. Asegúrate de no comer de más durante el día, o dejarás de recibir los beneficios de bajar de peso por un ayuno de dieciséis horas.

**P: *Me gustaría tratar de ayunar durante más tiempo, tal vez veinte o veinticuatro horas. ¿Es una buena idea?***

R: Considero que los ayunos de dieciséis horas son los más efectivos para bajar de peso. Si experimentas con otros tipos de ayunos, asegúrate de seguir recibiendo todos los nutrientes que tu cuerpo necesita.

**P: *¿Puedo hacer ejercicio por la mañana los días de Ayuno limpio de 16 horas?***

R: Siempre y cuando no te sientas débil cuando estés haciendo ejercicio, está bien hacer ejercicio las mañanas de los días de Ayuno limpio de 16 horas. Algunas personas prefieren hacer ejercicio con el estómago vacío, porque se sienten más enfocados mentalmente y menos "pesados". Sin embargo, si el ejercicio antes de comer no te resulta, haz planes para hacerlo más tarde en el día, o reserva tus mañanas de ejercicio para los días en que no ayunas. Y, claro, si tu médico te ha dicho que comas antes de hacer ejercicio debido a una hipoglicemia u otros problemas de salud, sigue su consejo.

> **P:** *¿Puedo cumplir con el plan de Ayuno limpio de 16 horas si tengo diabetes o estoy recibiendo insulina o cualquier otra medicina para la diabetes?*
>
> **R:** Dejaré que tu médico responda esa pregunta. Para más información sobre ayunar, ver el capítulo 8.

### El plan de alimentos del Ayuno limpio de 16 horas

Una vez más, recomiendo que empieces tu plan de alimentos el domingo. Pero, claro, si prefieres empezar un día diferente, puedes hacerlo.

He diseñado los lunes, miércoles y viernes para los días de Ayuno limpio de 16 horas; los demás son días sin ayuno. Pero puedes optar por hacer tus ayunos otros días si prefieres. Los viernes y sábados son tus días de mojitos de premio.

# SEMANA 2, DÍA 1
## *Domingo*

. . . . . . . . . . . . . . . . . . . . . . . . . . . . . . . . . . . . . . . . . . . . . . . . .

### Desayuno

Cualquier fruta *parfait* (página 224) hecho con bananos y mangos; cubierto de granola

▶ *O tu elección de 2 porciones de cualquier proteína, 2 porciones de fruta y 1 porción de granos*

### Almuerzo

Tazón de ensalada de lo que sea (página 234) hecha con granos opcionales

½ taza de arándanos

▶ *O tu elección de 4 porciones de cualquier proteína, 2 porciones (o más) de vegetales, 1 porción de fruta, 1 porción de granos y 1 porción de grasas saludables*

### Merienda de la tarde

½ taza (o más) de zanahorias *baby* mojadas en 2 cucharadas de mantequilla de almendra

▶ *O tu elección de 1 porción (o más) de cualquier vegetal y 1 porción de nueces/semillas*

### Cena

Tacos de cerdo abiertos con ensalada de repollo y piña picante (página 253)

½ boniato pequeño asado

▶ *O tu elección de 4 porciones de cualquier proteína, 2 porciones (o más) de vegetales, 1 porción de granos y 1–2 porciones de grasas saludables*

▶ *Mañana es día de Ayuno limpio de 16 horas; no comas nada esta noche después de la cena*

## SEMANA 2, DÍA 2

*Lunes (Día de Ayuno limpio de 16 horas)*

................................................................

### Desayuno

Ayuno limpio de 16 horas; no desayunar

### Almuerzo

Sopa de tortilla con pollo (página 242)

1 taza de leche desgrasada

1 taza de ensalada de frutas

▶ *O tu elección de 4 porciones de cualquier proteína, 2 porciones (o más) de vegetales, 2 porciones de frutas, 1 porción de granos y 1 porción de grasas saludables*

### Merienda de la tarde

2 tallos de apio untados con 2 cucharadas de mantequilla de maní

▶ *O tu elección de 1 porción (o más) de cualquier vegetal y 1 porción de nueces/semillas*

### Cena

*Feijoada* brasileña (página 254) servida sobre ½ taza de arroz integral o quinua

Ensalada hecha con 2 tazas de verdes primaverales, ½ taza de tomates uva, 1 cucharada de aderezo de ensalada

▶ *O tu elección de 4 porciones de cualquier proteína, 2 porciones (o más) de vegetales, 1 porción de granos y 1–2 porciones de grasas saludables*

# SEMANA 2, DÍA 3

*Martes (Día sin ayuno)*

........................................................................

**Desayuno**

1 taza de bayas mezcladas

Revoltillo de huevos con cualquier vegetal (página 225) hecho con vegetales verdes (espinaca, brócoli y calabacín) servido sobre una rebanada de pan integral tostado

▶ *O tu elección de 2 porciones de cualquier proteína, 2 porciones de fruta y una porción de granos*

**Almuerzo**

Ceviche de camarones cargados (página 255)

1 manzana

1 onza de galletas integrales

▶ *O tu elección de 4 porciones de cualquier proteína, 2 porciones (o más) de vegetales, 1 porción de frutas, 1 porción de granos y 1 porción de grasas saludables*

**Merienda de la tarde**

½ taza (o más) de zanahorias pequeñas

1 onza de almendras

▶ *O tu elección de 1 porción (o más) de vegetales y 1 porción de nueces/semillas*

**Cena**

Frijoles latinos y quinua con huevos poché (página 256)

Ensalada con 2 tazas de espinacas tiernas, cebolla roja en rebanadas, 1 cucharada de aceite de oliva y ½ cucharada de vinagre de vino blanco

▶ *O tu elección de 4 porciones de cualquier proteína, 2 porciones (o más) de vegetales, 1 porción de granos y 1–2 porciones de grasas saludables*

▶ *Mañana es día de Ayuno limpio de 16 horas; no comas nada esta noche después de la cena*

# SEMANA 2, DÍA 4

*Miércoles (Día de Ayuno limpio de 16 horas)*

**Desayuno**

Ayuno limpio de 16 horas; no desayunar

**Almuerzo**

Sopa crema de maíz y espinaca (página 242)

Panecillo integral

1 taza de leche desgrasada

1 taza de bayas

▶ *O tu elección de 4 porciones de cualquier proteína, 2 porciones (o más) de vegetales, 2 porciones de frutas, 1 porción de granos y 1 porción de grasas saludables*

**Merienda de la tarde**

½ taza (o más) de tomates cereza

1 onza de maní

▶ *O tu elección de 1 porción (o más) de cualquier vegetal y 1 porción de nueces/semillas*

**Cena**

Ensalada de salmón *jerk* jamaicano con naranja y cilantro (página 233) y ½ taza de arroz integral cocinado

▶ *O tu elección de 4 porciones de cualquier proteína, 2 porciones (o más) de vegetales, 1 porción de granos y 1–2 porciones de grasas saludables*

# SEMANA 2, DÍA 5

*Jueves (Día sin ayuno)*

. . . . . . . . . . . . . . . . . . . . . . . . . . . . . . . . . . . . . . . . . . . . . . . . . . . . . . . . . .

## Desayuno

1 onza de cereal integral frío con 1 taza de leche desgrasada y una taza de arándanos

▶ *O tu elección de 2 porciones de cualquier proteína, 2 porciones de frutas y 1 porción de granos*

## Almuerzo

Ensalada latina de pollo (ver receta)

1 naranja pequeña

1 onza de galletas integrales

▶ *O tu elección de 4 porciones de cualquier proteína, 2 porciones (o más) de vegetales, 1 porción de frutas, 1 porción de granos y 1 porción de grasas saludables*

## Merienda de la tarde

½ taza (o más) de pepinos rebanados

1 onza de almendras cortadas

▶ *O tu elección de 1 porción (o más) de vegetales y 1 porción de nueces/semillas*

## Cena

Arroz con pollo (ver receta)

1 taza de espárragos salteados en ½ cucharada de aceite de oliva

▶ *O tu elección de 4 porciones de cualquier proteína, 2 porciones (o más) de vegetales, 1 porción de granos y 1–2 porciones de grasas saludables*

▶ *Mañana es día de Ayuno limpio de 16 horas; no comas nada esta noche después de la cena*

## SEMANA 2, DÍA 6

*Viernes (Día de Ayuno limpio de 16 horas y Día de mojito)*

**Desayuno**

Ayuno limpio de 16 horas; no desayunar

**Almuerzo**

Ensalada de vegetales con queso (página 235)

1 taza de leche desgrasada

1 onza de galletas integrales

1 taza de bayas mezcladas

▶ *O tu elección de 4 porciones de cualquier proteína, 2 porciones (o más) de vegetales, 2 porciones de frutas, 1 porción de granos y 1 porción de grasas saludables*

**Merienda de la tarde**

½ taza (o más) zanahorias *baby*

1 onza de nueces

▶ *O tu elección de 1 porción de cualquier vegetal y 1 porción de nueces/semillas*

**Cena**

Fajitas de cerdo con salsa crema (página 258)

½ boniato pequeño asado

▶ *O tu elección de 4 porciones de cualquier proteína, 2 porciones (o más) de vegetales, 1 porción de granos y 1–2 porciones de grasas saludables*

**Premio:** ¡1 mojito! O 1 trago de cualquier bebida alcohólica o 1 porción de postre

# SEMANA 2, DÍA 7

*Sábado (Día sin ayuno y Día de mojito)*

**Desayuno**

1 taza de melón en trozos

Revoltillo de huevo y cualquier vegetal (página 225) hecho con vegetales pico de gallo (tomates en trozos, cebollas rojas en trozos, pimientos en trozos y cilantro)

1 rebanada de pan integral tostado

▶ *O tu elección de 2 porciones de cualquier proteína, 2 porciones de frutas y 1 porción de granos*

**Almuerzo**

Sopa de *calalou* con plátano y cangrejo (página 243)

1 panecillo integral

1 banano pequeño

▶ *O tu elección de 4 porciones de cualquier proteína, 2 porciones (o más) de vegetales, 1 porción de fruta, 1 porción de granos y 1 porción de grasas saludables*

**Merienda de la tarde**

2 tallos grandes de apio untados con 2 cucharadas de mantequilla de almendra

▶ *O tu elección de 1 porción (o más) de cualquier vegetal y 1 porción de nueces/semillas*

**Cena**

Pimientos rellenos latinos (página 259)

▶ *O tu elección de 4 porciones de cualquier proteína, 2 porciones (o más) de vegetales, 1 porción de granos y 1–2 porciones de grasas saludables*

**Premio:** ¡1 mojito! O 1 trago de cualquier bebida alcohólica o 1 porción de postre

# Diseña tu propio plan de alimentos de Ayuno limpio de 16 horas

Tal como sucedió en la Semana 1, si prefieres planear tus propias comidas, puedes hacerlo. Para crear tu propio plan, usa las siguientes guías de porciones semanales y las tablas de alimentos de la Mojito Diet que comienzan en la página 171. Escoge lo que quieras comer en el desayuno, almuerzo, cena y en la merienda, recordando no exceder el límite diario. Asegúrate de familiarizarte con el tamaño de las porciones y tipos de alimentos de cada grupo.

Al planear tus comidas, recuerda que esta semana estamos incluyendo tres días de Ayuno limpio de 16 horas, en los cuales no desayunarás. Tu meta en esos días es comer menos, no apretujar lo que te toca comer durante un día en una cantidad menor de comidas. Así que, al planear tus comidas en tus días de Ayuno limpio de 16 horas, asegúrate de excluir el equivalente de lo que normalmente comerías en el desayuno. Por ejemplo, si típicamente hubieras comido dos porciones de proteína, una porción de granos y una porción de frutas en el desayuno, excluye esas de tu conteo diario. Y no te olvides de medir tus porciones para que no comas ni mucho ni muy poco.

A continuación, tus guías de porciones para esta semana:

| GRUPO DE ALIMENTOS | PROPORCIONES DIARIAS LOS DÍAS DE AYUNO LIMPIO DE 16 HORAS | PROPORCIONES DIARIAS LOS DÍAS SIN AYUNO |
|---|---|---|
| Proteína (carnes magras, pollo, mariscos, huevos, soya, productos lácteos, frijoles/chícharos/lentejas) | 6-8* | 8-10* |
| Vegetales | 5 o más | 5 o más |
| Frutas | 2 | 3 |
| Granos | 2 | 3 |
| Nueces/semillas | 1 | 1 |
| Grasas saludables | 2-3* | 2-3* |
| ¡Mojitos! | 2 por semana | 2 por semana |

*Come menos porciones para bajar de peso más pronto.*

A continuación, un ejemplo de tan solo una manera en la que puedes escoger planear un día de comidas de la Semana 2:

## EJEMPLO DE PLAN DE ALIMENTOS
## PERSONALIZADO DE LA SEMANA 2

| **DESAYUNO** | **ALMUERZO** |
|---|---|
| Proteína: 2 porciones<br>Fruta: 1 porcion<br>Granos: 1 porcion<br>(*Omitir en los días de Ayuno limpio de 16 horas*) | Proteína: 4 porciones<br>Vegetales: 2 o más porciones<br>Fruta: 1 porción<br>Granos: 1 porción<br>Grasas saludables: 1 porción |
| **MERIENDA POR LA TARDE** | **CENA** |
| Nueces/semillas: 1 porción<br>Vegetales: 1 o más porciónes | Proteína: 4 porciones<br>Vegetales: 2 o más porciones<br>Fruta: 1 porción<br>Granos: 1 porción<br>Grasas saludables: 1-2 porciones |

**EN LOS DÍAS DE MOJITOS (VIERNES Y SÁBADO):** ¡1 mojito! O 1 trago mezclado o 1 cerveza o copa de vino o 1 porción de postre

### ¿Qué sigue?

Después de terminar la semana del Ayuno limpio de 16 horas, tienes dos opciones:

- Si tienes más peso que perder, repite la Eliminación de los granos y el Ayuno limpio de 16 horas hasta llegar a tu peso meta.

- Si llegaste a tu peso meta, puedes avanzar hacia el Plan de mantenimiento del mojito.

# No recuperes el peso: Plan de mantenimiento del mojito

Si has llegado a la meta de haber bajado el peso que te propusiste bajar, ¡felicidades! ¡Estoy tan emocionado por tu logro! Has trabajado duro y las decisiones que has tomado son extraordinarias. Has bajado el sobrepeso, has quemado libras del vientre, has mejorado tu salud y has reducido el riesgo de una larga lista de enfermedades crónicas, incluidas las enfermedades del corazón. No te imaginas lo contento que estoy por ti.

Ahora que has llegado a tu peso meta, estás listo para avanzar hacia el Plan de mantenimiento del mojito. Usarás este plan para mantener tu pérdida de peso y continuar reforzando los grandes hábitos alimenticios que aprendiste durante la Semana 1 de Eliminación de granos y la Semana 2 con el Ayuno limpio de 16 horas. Este es un plan que puedes seguir el resto de tu vida.

El Plan de mantenimiento del mojito es simple: seguirás el plan de alimentación saludable que aplicaste los días sin ayuno durante la Semana 2 de Ayuno limpio de 16 horas. Harás un día de Eliminación de granos y un día de Ayuno limpio de 16 horas cada semana. Eso es todo.

Además, te premiarás con tres mojitos (u otras bebidas o postres) cada semana.

Para mantener tu pérdida de peso, sugiero que te peses una vez a la semana. Si aumentas una o dos libras, puedes detener ese aumento de peso agregando un día o dos extras de Eliminación de granos hasta que regreses a tu peso meta. Y si un día incurres en un derroche de comida, puedes mantenerte en tu peso haciendo al día siguiente un día extra de Eliminación de granos o un día de Ayuno limpio de 16 horas.

Mientras tanto, continúa con tus momentos diarios de bailar salsa o cualquier otro ejercicio (como comentamos en el capítulo 4), resiste todo pensamiento negativo acerca de tu cuerpo o tu peso que pueda surgir (capítulo 2) y premia tus esfuerzos por mantener tu peso meta y tu salud (capítulo 3). Si en algún momento ves que incurres en un desliz en cualquiera de estas áreas, regresa y vuelve a leer a esos capítulos para volver a sentirte inspirado.

### Elementos esenciales del Plan de mantenimiento del mojito

- Come una dieta básica saludable cinco días a la semana.
- Haz la Eliminación de granos un día a la semana.
- Haz el Ayuno limpio de 16 horas y no desayunes un día a la semana.
- Pésate una vez a la semana, y agrega días extra de Eliminación de granos si empiezas a aumentar de peso.
- ¡Prémiate con tres mojitos!

## Guía del Plan de mantenimiento del mojito

### Grupos de alimentos y porciones diarias

Te has acostumbrado a comer alimentos de varias categorías, incluyendo proteína magra, vegetales, frutas, granos, nueces/semillas y grasas saludables. Sigue haciendo esto durante el Plan de mantenimiento del mojito. No dejes de comer proteína y fruta o vegetales en cada comida y merienda.

Cada día, procurarás comer una cantidad saludable de porciones. Aunque no tienes que ser tan cuidadoso midiendo las porciones como cuando estabas siguiendo la Semana 1 y la Semana 2 del plan, sugiero que memorices las cantidades de porciones diarias para evitar aumentar de peso. Recuerda, es más fácil mantener el peso que perderlo otra vez. Mantén un control de lo que comes y te mantendrás dentro de tu peso meta.

Mientras sigues el Plan de mantenimiento del mojito, procura seguir las siguientes cantidades de porciones diarias de cada grupo como punto de referencia:

## CANTIDADES DE LAS PORCIONES DIARIAS DEL PLAN DE MANTENIMIENTO DEL MOJITO

| GRUPO DE ALIMENTOS | PROPORCIONES DIARIAS (PUNTO DE REFERENCIA) |
|---|---|
| Proteína (carnes magras, pollo, mariscos, huevos, soya, productos lácteos, frijoles/chícharos/lentejas) | 8-10* |
| Vegetales | 5 o más |
| Frutas | 3 |
| Granos | 3 |
| Nueces/semillas | 1 |
| Grasas saludables | 2-3* |
| ¡Mojitos! | 3 por semana |

*Come menos porciones para lograr un mejor control del peso.

### Tamaño de las porciones

Probablemente has aprendido a calcular el tamaño de las porciones saludables. Sigue haciéndolo mientras mantienes tu peso, pero no te vuelvas autocomplaciente. Es muy fácil empezar a cometer errores al calcular el tamaño de las porciones, y antes de lo que imaginas, puedes estar comiendo porciones que son mayores de lo que deben ser. Para evitar eso, mide ocasionalmente el tamaño de tus porciones para asegurarte de que sea correcto.

### Planes de comidas

Puedes usar los planes de comidas diarios de la Semana 1 y la Semana 2, o puedes diseñar tus propios planes. Recuerda, come proteína magra y fibra de vegetales o frutas en cada comida y merienda, e incluye alimentos saludables para el corazón como el potasio, el calcio y el magnesio en tu plan de comida cada día. (Ver el capítulo 9 para revisar cuáles alimentos son tus mejores fuentes de esos importantes minerales que te hacen bajar la presión arterial). Y continúa disfrutando de esas deliciosas recetas repletas de proteínas latinas en la Guía de recetas.

### Pésate

Sugiero que te peses una vez a la semana, el domingo por la mañana. Si te has mantenido en tu peso meta, felicítate y sigue haciendo lo que estás haciendo. Sin embargo, si has aumentado una o dos libras, haz algunas correcciones inmediatas. Una buena regla es añadir un día extra de Eliminación de granos por cada libra que hayas aumentado. Haz eso y el próximo domingo deberías estar en tu peso meta. Si no, sigue la Eliminación de granos durante una semana entera.

### Sigue moviéndote

La actividad diaria juega un papel muy importante en el mantenimiento de tu pérdida de peso. Quema grasas y calorías y te hace sentir fenomenal. Si te ha ido bien con el ejercicio hasta ahora, sigue haciendo lo que estás haciendo. Para evitar el aburrimiento haz algunos cambios, como probar nuevas actividades, cambiar la música que usas para bailar, inscribirte en una nueva clase y desafiarte a mejorar en cualesquiera que sea la actividad de aptitud física que haces. Si no has estado haciendo ejercicio, toma tu éxito en la pérdida de peso como un nuevo comienzo, un buen momento para añadir actividades a tu vida. Te aseguro que, aunque nunca antes hayas hecho ejercicio, sentirás una gran satisfacción, incluso con pequeñas sesiones de actividades.

### ¡Prémiate!

Durante el Plan de mantenimiento del mojito, premia tus esfuerzos tomándote hasta tres mojitos, alguna otra bebida alcohólica o postres cada semana para celebrar. Recuerda que una porción de postre es una pequeña rebanada de pastel, una o dos galletas, una pequeña porción de flan u otros dulces o golosinas cuyas calorías no pasen de 200. Y una porción de alcohol equivale a 12 onzas de cerveza, 5 onzas de vino o un trago con 1,5 onzas de licor destilado como el ron, la ginebra, el *whiskey* o el vodka. Cuando tomes un trago o *cocktail*, escoge componentes de bajas calorías como la soda, la estevia y jugos 100% de frutas.

### No retrocedas

Puedes sentirte tentado, ahora que has llegado a tu peso meta, a regresar a tu manera de comer antes de la Mojito Diet. Te urjo a que no lo hagas, porque muy probablemente recuperes todo el peso que has perdido y tal vez más. Puedes incurrir en un derroche de vez en cuando, pero si lo haces, haz enseguida uno o dos días de Eliminación de granos.

Ahora sabes todo lo que necesitas saber para mantener tu peso ideal toda la vida. Debes sentirte orgulloso de ti mismo por los pasos que has dado para mejorar tu salud. Sigue comprometido con tu proyecto y ¡continúa celebrando y disfrutando cada minuto de tu vida!

# CUARTA PARTE

# GUÍA DE RECETAS DE LA MOJITO DIET

Bienvenido a la Guía de recetas de la Mojito Diet.

En las siguientes páginas, encontrarás deliciosas recetas inspiradas en la cocina latina que se ajustan perfectamente a la Mojito Diet. Estas recetas combinan los alimentos saludables que recomiendo en todo este libro, con especias, sabores y tradiciones de cocinas de Puerto Rico, México, Cuba, España, Jamaica y Brasil y otras partes de Suramérica. Estarás encantado de cuán deliciosos pueden saber los alimentos saludables.

Y, por supuesto, también encontrarás recetas de diez tipos diferentes de mojitos, desde el clásico al no convencional. ¡Tienes que probarlos todos!

En la mayoría de los casos, las recetas para el desayuno están diseñadas para una porción, y las recetas de las principales comidas servirán a cuatro personas. Cada receta está seguida de un conteo del número de porciones de cada grupo de alimentos de la Mojito Diet.

No te sientas cohibido de usar las tablas de alimentos de la Mojito Diet que comienzan en la página 171 para hacer substituciones según tu preferencia. Puedes cambiar los camarones por pollo, los frijoles rojos por frijoles negros, la col rizada por espinaca o el queso *gouda* por *cheddar*. ¡Y agrega más especias a tu gusto! Simplemente asegúrate de observar el tamaño de las porciones para que no se atrase tu pérdida de peso.

## *Mojitos*

## *Desayunos*

## *Ensaladas*

## *Sopas*

## *Platos principales*

# Mojitos

El mojito es un cóctel tradicional cubano inmensamente popular en Miami. Aunque hay muchas maneras de hacer un mojito, la receta de un mojito clásico reúne menta, ron y jugo de lima fresco con un simple sirope (hecho con azúcar o con estevia), soda y hielo. Pero hay muchas otras maneras de hacer un mojito también. Se pueden usar otras hierbas en lugar de la menta, usar diferentes frutas e incluso vegetales en lugar de la lima y añadir un sabor extra con especias o extractos.

En cuanto al ron, se puede usar ron ligero, ron oscuro o ron de cualquier sabor. Ni siquiera se tiene que usar ron. Puede reemplazarse el ron con tequila, vodka o cualquier otro tipo de licor. Puedes usar tu imaginación o probar mis recetas.

Es más fácil hacer mojitos con un machacador, que es un instrumento usado en un bar para presionar y extraer los aceites llenos de sabor de las hojas de menta. Puedes comprar machacadores baratos (su nombre en inglés es *muddler*) en tiendas de utensilios de cocina o de bar. Si no tienes un machacador, puedes usar un pilón o el extremo de una cuchara de madera. Después de machacarla, puedes sacar la menta machacada si así lo deseas, pero los miamenses y muchos otros aficionados al mojito en general dejan el residuo de la menta en el vaso.

El mojito usualmente se hace con un sirope simple, un edulcorante hecho con azúcar y agua o con estevia y agua. Puedes comprar el sirope simple o hacer fácilmente tu propio sirope utilizando las recetas a continuación.

## Sirope simple hecho con estevia    *Rinde 1½ tazas*

La estevia, un edulcorante natural que es varias veces más dulce que el azúcar, ahorra unas 64 calorías en un mojito cuando se usa en lugar de azúcar. Aunque la estevia no sabe exactamente igual que el azúcar, a muchas personas les gusta igual o pueden acostumbrarse con bastante facilidad. Puede que tengas que probar la cantidad de estevia que debes usar para hacer el sirope, porque el sabor dulce puede variar según la marca. Puedes también comprar el sirope de estevia ya hecho en algunos supermercados o en licorerías.

> 3 cucharadas de estevia (más
> o menos según el gusto)
> 1½ tazas de agua hervida

Introduce la estevia en un jarro o taza resistente al calor. Vierte el agua hervida en el jarro y revuelve.

Deja que el sirope se enfríe, revolviendo ocasionalmente. La estevia debería disolverse con bastante rapidez.

Cubre el jarro y ponlo en el refrigerador por hasta 4 semanas.

## Sirope simple hecho con azúcar  *Rinde 1½ tazas*

Si bien puedes hacer un mojito con azúcar recién sacada de la azucarera, deberás esperar unos pocos minutos a que el azúcar se disuelva. De lo contrario, corres el riesgo de terminar con un mojito crujiente. Es mejor preparar el sirope simple de antemano y tenerlo en el refrigerador para uso futuro. Puedes también comprar el sirope ya hecho en una botella, pero es más barato que lo hagas tú mismo.

> 1 taza de agua
> 1 taza de azúcar

Combina el agua y el azúcar en una olla pequeña.

Déjalo hervir. Baja el nivel del calor y mantenlo en fuego lento, revolviéndolo a menudo, hasta que el azúcar se disuelva, 2 a 3 minutos.

Déjalo enfriar, y luego viértelo en un jarro. Cúbrelo y guárdalo en el refrigerador por hasta 4 semanas.

---

**SIROPE SIMPLE INSTANTÁNEO**: ¿No tienes sirope simple a mano? No te preocupes. Para hacer Sirope simple de estevia instantáneo, combina ¾ cucharadita de estevia y 2 cucharadas de agua y revuélvelo hasta que se disuelva. Usa más o menos estevia según tu gusto. Para hacer Sirope simple de azúcar, combina 4 cucharaditas de azúcar y 2 cucharadas de agua y revuelve hasta que se disuelva.

---

## Mojito clásico del Dr. Juan  *1 trago*

Disfruta el clásico mojito tal como es o úsalo para empezar a preparar tu propio mojito personalizado.

6 a 10 hojas de menta fresca, más 1 ramito para adornar

1 lima pequeña, cortada en dos mitades, más una rodaja para adornar

2 cucharadas de Sirope simple de estevia (página 214) o Sirope simple de azúcar (página 215)

1 línea (1½ onzas) de ron blanco

1 taza de hielo

½ taza de soda

Coloca las hojas de menta en un vaso fuerte. Exprime las dos mitades de la lima sobre la menta. Usa un machacador para aplastar ligeramente y bien la menta y extraerle los aceites aromáticos.

Vierte el sirope y el ron en el vaso, revolviendo. Cuela la preparación, si prefieres.

Agrega el hielo y la soda. Revuelve.

Adorna el vaso con el ramito de menta y la rodaja de lima.

## Mojito de muchas bayas  *1 trago*

Usa las bayas que tengas a mano para este mojito veraniego. Después de machacarlas con la menta, déjalas en el vaso o cuélalas. Si las bayas están congeladas, métalas en el microondas unos segundos para ablandarlas antes de usar.

6 a 10 hojas de menta fresca, más un ramito para adornar

1 lima pequeña, cortada en dos mitades, más una rodaja para adornar

¼ taza de bayas (cualquier combinación de arándanos, frambuesas, fresas, zarzamoras), más unas bayas extra para adornar

2 cucharadas de Sirope simple de estevia (página 214) o Sirope simple de azúcar (página 215)

1 línea (1½ onzas) de ron blanco

1 taza de hielo

½ taza de soda

Coloca las hojas de menta en un vaso fuerte. Exprime las dos mitades de la lima sobre la menta. Usa un machacador para aplastar ligeramente la menta y extraerle los aceites aromáticos.

Añádele las bayas y aplástalas ligeramente con el machacador hasta que suelten sus jugos.

Vierte el sirope y el ron en el vaso, revolviendo. Cuela la preparación, si prefieres (yo prefiero dejar las bayas y la menta en el vaso).

Agrega el hielo y la soda. Revuelve.

Adorna el vaso con el ramito de menta y la rodaja de la lima y deja flotar las bayas en el trago.

## Mojito de mango y piña  *1 trago*

El ron con sabor a piña le aumenta el sabor a este mojito, pero si no lo tienes, puedes usar ron blanco. Usa menta de piña si la encuentras en tu centro de jardinería local. Asegúrate de usar un mango maduro. Si está congelado, no importa, simplemente ablándalo en el microondas primero.

6 a 10 hojas de menta fresca, más 1 ramito para adornar

1 lima pequeña, cortada en dos mitades, más una rodaja para adornar

¼ taza de mango en trozos, más algunos trozos pequeños para adornar

2 cucharadas de jugo de piña

2 cucharadas de Sirope simple de estevia (página 214) o Sirope simple de azúcar (página 215)

1 línea (1½ onzas) de ron con sabor a piña o ron blanco

1 taza de hielo

⅓ taza de soda

Coloca las hojas de menta en un vaso fuerte. Exprime las dos mitades de la lima sobre la menta. Usa un machacador para aplastar ligeramente la menta y extraerle los aceites aromáticos.

Agrega el mango y aplástalo ligeramente con el machacador.

Vierte el jugo de piña, el sirope y el ron en el vaso, revolviendo. Cuela la preparación, si prefieres (yo prefiero dejar el mango y la menta en el vaso).

Agrega el hielo y la soda. Revuelve.

Adorna el vaso con el ramito de menta, la rodaja de lima y los trozos pequeños de mango, y deja flotar el mango en el trago.

## Mojito de naranja sanguina  *1 trago*

La naranja sanguina le da al mojito un atractivo color rojizo. La singular fibra color rubí de la naranja sanguina se debe a la presencia de antocianina y compuestos que se consideran beneficiosos para la salud.

6 a 10 hojas de menta fresca, más 1 ramito para adornar

1 lima pequeña, cortada en dos mitades, más una rodaja para adornar

½ limón pequeño

Jugo de 1 naranja sanguina pequeña (alrededor de ¼ taza), más una rodaja para adornar

2 cucharadas de Sirope simple de estevia (página 214) o Sirope simple de azúcar (página 215)

1 línea (1½ onzas) de ron blanco

1 taza de hielo

⅓ taza de soda

Coloca las hojas de menta en un vaso fuerte. Exprime las dos mitades de la lima y el limón sobre la menta. Usa un machacador para aplastar ligeramente la menta y extraerle los aceites aromáticos.

Vierte el jugo de naranja sanguina, el sirope y el ron en el vaso, revolviendo. Cuela la preparación, si prefieres.

Agrega el hielo y la soda. Revuelve.

Adorna el vaso con el ramito de menta y las rodajas de lima y naranja sanguina.

## Mojito de melón doble  *1 trago*

Usa cualquier melón que tengas a mano para este mojito veraniego. Puedes también optar por usar un ron con sabor a melón.

6 a 10 hojas de menta fresca, más 1 ramito para adornar

1 lima pequeña, cortada en dos mitades, más una rodaja para adornar

¼ taza de melón en trozos (usa cualquier tipo, como el melón cantalupo, el melón chino o la sandía), más algunos trozos pequeños para adornar

2 cucharadas de Sirope simple de estevia (página 214) o Sirope simple de azúcar (página 215)

1 línea (1½ onzas) de ron blanco o ron con sabor a melón

1 taza de hielo

½ taza de soda

Coloca las hojas de menta en un vaso fuerte. Exprime las dos mitades de la lima sobre la menta. Usa un machacador para aplastar ligeramente la menta y extraerle los aceites aromáticos.

Agrega el melón y aplástalo ligeramente con el machacador.

Vierte el sirope y el ron en el vaso, revolviendo. Cuela la preparación, si prefieres.

Agrega el hielo y la soda. Revuelve.

Adorna el vaso con el ramito de menta, la rodaja de la lima y los trozos pequeños de melón, y deja flotar los trozos de melón en el trago.

## Mojito de albahaca y zarzamora  *1 trago*

Esta receta reemplaza la menta con albahaca para un delicioso sabor veraniego. También es fenomenal si se hace con fresas.

6 a 10 hojas de albahaca fresca, más un ramito para adornar

1 lima pequeña, cortada en dos mitades, más una rodaja para adornar

¼ taza de zarzamoras, más unas pocas extras para adornar

2 cucharadas de Sirope simple de estevia (página 214) o Sirope simple de azúcar (página 215)

1 línea (1½ onzas) de ron blanco

1 taza de hielo

½ taza de soda

Coloca las hojas de menta en un vaso fuerte. Exprime las dos mitades de la lima sobre la menta. Usa un machacador para aplastar ligeramente la menta y extraerle los aceites aromáticos.

Agrega las zarzamoras y aplástalas ligeramente con el machacador hasta que suelten su jugo.

Vierte el sirope y el ron en el vaso, revolviendo. Cuela la preparación, si prefieres.

Agrega el hielo y la soda. Revuelve.

Adorna el vaso con el ramito de albahaca, la rodaja de la lima y las zarzamoras extras, y deja flotar las zarzamoras en el trago.

## Mojito de albahaca y pepino  *1 trago*

Los pepinos y la albahaca se combinan para crear un sabor súper veraniego en este mojito. Este trago es delicioso servido con gazpacho o cualquier tipo de ensalada.

⎰ 6 a 10 hojas de albahaca fresca, más un ramito para adornar

⎰ 1 lima pequeña, cortada en dos mitades, más una rodaja para adornar

⎰ ¼ taza de pepinos pelados y en trozos, sin semillas, más una rodaja para adornar

⎰ 2 cucharadas de Sirope simple de estevia (página 214) o Sirope simple de azúcar (página 215)

⎰ 1 línea (1½ onzas) de ron blanco

⎰ 1 taza de hielo

⎰ ½ taza de soda

Coloca las hojas de albahaca en un vaso fuerte. Exprime las dos mitades de la lima sobre la albahaca. Usa un machacador para aplastar ligeramente la albahaca y extraerle los aceites aromáticos.

Agrega el pepino y aplástalo bien con el machacador hasta que suelte su jugo.

Vierte el sirope y el ron en el vaso, revolviendo. Cuela la preparación, si prefieres.

Agrega el hielo y la soda. Revuelve.

Adorna el vaso con el ramito de albahaca, la rodaja de lima y la rodaja de pepino.

## Mojito de tequila y toronja  *1 trago*

¿Quién dice que uno tiene que usar ron en un mojito? Cambia el ron por tequila, y añádele un sorbito de jugo de toronja para lograr un giro delicioso.

⎰ 6 a 10 hojas de menta fresca, más un ramito para adornar

⎰ 1 lima pequeña, cortada en dos mitades, más una rodaja para adornar

⎰ 2 cucharadas de jugo de toronja

⎰ 2 cucharadas de Sirope simple de estevia (página 214) o Sirope simple de azúcar (página 215)

⎰ 1 línea (1½ onzas) de tequila

⎰ 1 taza de hielo

⎰ ⅓ taza de soda

Coloca las hojas de menta en un vaso fuerte. Exprime las dos mitades de la lima sobre la menta. Usa un machacador para aplastar ligeramente la menta y extraerle los aceites aromáticos.

Vierte el jugo de toronja, el sirope simple y el tequila en el vaso. Cuela la preparación, si prefieres.

Agrega el hielo y la soda. Revuelve.

Adorna el vaso con el ramito de menta y la rodaja de lima.

## Mojito de chocolate  *1 trago*

Esta receta requiere menta de chocolate, que se vende en algunos super-mercados. Si te gusta cultivar tus propias hierbas, busca plantas de menta de chocolate en los viveros o centros de jardinería. La receta también requiere extracto puro de chocolate, que también se vende en algunos supermercados y tiendas de comida *gourmet*. Para hacer las virutas de chocolate, usa un rallador de queso o un pelador de vegetales para rallar un toque de chocolate oscuro en el trago.

6 a 10 hojas de menta de chocolate fresca, más 1 ramito para adornar

1 lima pequeña, cortada en dos mitades, más una rodaja de adornar

2 cucharadas de Sirope simple de estevia (página 214) o Sirope simple de azúcar (página 215)

1 línea (1½ onzas) de ron blanco

2 a 3 gotas de extracto de chocolate

1 taza de hielo

½ taza de soda

Opcional: Virutas de chocolate oscuro para adornar

Coloca las hojas de menta en un vaso fuerte. Exprime las dos mitades de la lima sobre la menta. Usa un machacador para aplastar ligeramente la menta y extraerle los aceites aromáticos.

Vierte el sirope, el ron y el extracto de chocolate en el vaso, revolviendo. Cuela la preparación, si prefieres.

Agrega el hielo y la soda. Revuelve.

Adorna el vaso con el ramito de menta de chocolate, la rodaja de lima y las virutas de chocolate (si las usas).

## Mojito de calabaza picante  *1 trago*

Definitivamente, este no es el mojito típico de Miami. Pero es un buen cambio de ritmo, especialmente en el otoño cuando las temperaturas comienzan a bajar. El ron oscuro y el jugo de naranja complementan los otoñales sabores de la calabaza y la canela.

| | |
|---|---|
| 6 a 10 hojas de menta fresca, más un ramito para adornar | 1 pizca de canela en polvo (o especia de pastel de calabaza o pimienta inglesa) |
| 2 cucharadas de jugo de naranja | 1 línea (1½ onzas) de ron oscuro |
| 1 cucharada de azúcar morena | 1 taza de hielo |
| 1 cucharada de puré de calabaza no endulzado en lata | ⅓ taza de soda |
| | Opcional: 1 rodaja de naranja para adornar |

Coloca las hojas de menta en un vaso fuerte. Agrega el jugo de naranja y el azúcar morena. Usa un machacador para aplastar ligeramente la menta y extraerle los aceites aromáticos. Deja descansar la combinación por unos minutos; mézclala ocasionalmente hasta que el azúcar morena se disuelva.

Agrega el puré de calabaza y la canela.

Agrega el ron y mézclalo todo bien.

Agrega el hielo y la soda. Revuelve.

Adorna el vaso con el ramito de menta y la rodaja de naranja (si la usas).

## Agua de mojito  *4 tazas*

El Agua de mojito es una bebida excelente para ayunar, para beber todo el día o como alternativa de bebidas alcohólicas para personas a quienes les encanta el sabor a lima y menta, pero prefieren no tomar alcohol.

| | |
|---|---|
| 20 hojas de menta fresca o 4 bolsitas de té de menta (si no tienes menta fresca) | Jugo de 2 limas |
| 1 taza de agua hirviendo | 3 tazas de agua fría |

Machaca las hojas de menta apretándolas con los dedos para deshacerlas ligeramente, y permitirles que larguen sus aceites.

En una jarra de 1½ litros resistente al calor, combina el agua hirviendo y las hojas de menta o las bolsitas de té. Déjalas en remojo durante 10 minutos.

Si estás usando menta fresca, déjala en la jarra, pero si estás usando las bolsitas de té, sácalas.

Añade el jugo de lima y el agua fría, revolviendo. Refrigerar hasta que esté lista para beber.

## SABIDURÍA DEL DR. JUAN

# CULTIVA TU PROPIA MENTA

La menta es fácil de cultivar en un soleado alféizar o en un recipiente en el patio o el jardín. Aunque la hierbabuena es el tipo de menta más comúnmente usado en los mojitos —la hierbabuena a veces se identifica en las etiquetas de los viveros como la "menta del mojito"— existen muchos otros tipos de menta, incluyendo la menta piperita, la menta de chocolate, la menta de piña, la menta de manzana, la menta de naranja, la menta de limón e incluso la menta de regaliz.

Puedes cultivar menta de semillas o comprar una planta de semillero en un vivero. Puedes también empezar nuevas plantas de menta cortando una pequeña rama de una planta existente, ponerla en agua durante varias semanas hasta que haga raíces y luego sembrarla en la tierra.

La menta es una vigorosa planta perenne que reaparecerá cada primavera en la mayoría de las zonas de siembra. Es más feliz cuando crece en tierra húmeda y, aunque tolera alguna sombra, también necesita sol. Si cultivas mentas a la intemperie, asegúrate de podarla a menudo para evitar que invada todo tu jardín.

Además de en los mojitos, la menta fresca puede usarse en ensaladas, en pesto, en platos de vegetales frescos, en ensaladas de frutas y en salsas que se sirven con cordero o pescado.

# Desayunos

## Cualquier fruta *parfait*  1 *porción*

▶ **(ELIMINACIÓN DE GRANOS y AYUNO LIMPIO DE 16 HORAS)**

Los *parfaits* son una manera deliciosa de comenzar el día. Al combinar yogur con fruta y nueces, te llenas de proteína y fibra, además de calcio, potasio y otros importantes nutrientes. Para un desayuno que llene más —y con más fibra— añádele nueces, o en días en que comas granos, añade granola de grano entero. Salpícale especias para lograr una inesperada explosión de sabor.

1 recipiente individual de yogur simple desgrasado

1 pizca de especias (canela, jengibre, nuez moscada, pimienta inglesa, especia de pastel de manzana o especia de pastel de calabaza)

1 taza de frutas blandas en trozos, tales como bayas, cerezas, banana, papaya, piña, melocotón o mango

1 onza de nueces picadas, como avellanas, almendras, pacanas o nueces de macadamia (opcional, los días de Eliminación de granos) o ¼ taza de granola de grano entero (opcional)

Mezcla el yogur y las especias.

Coloca la mitad del yogur en un vaso de *parfait* o en un tazón. Agrégale la mitad de las frutas. Si lo deseas, agrégale la mitad de las nueces o la granola. Repite usando la mitad restante del yogur, la fruta, las nueces y la granola.

**POR CADA PORCIÓN**: Proteína: 1, Frutas: 2, Granos: 1 (si usas granola), Nueces: 1 (si usas nueces)

# Revoltillo de huevo y cualquier vegetal  *1 porción*

▶ (ELIMINACIÓN DE GRANOS y AYUNO LIMPIO DE 16 HORAS)

Los huevos son una excelente fuente de proteína y una manera rápida y fácil de comenzar el día. Si les añades vegetales, hierbas y especias, conviertes un simple revoltillo de huevos en un sabroso desayuno que también te suministra fibra y una mezcla de vitaminas y minerales.

2 huevos

1 cucharada de hierbas frescas picadas, como cilantro, orégano o albahaca (o una mezcla de hierbas secas)

Espray para cocinar

1 taza (o más) de vegetales frescos cortados, como cebollas, pimientos rojos, pimientos verdes, tomates, espinaca, brócoli, champiñones, calabacín o chiles verdes

1 pizca de especias, como chile en polvo, comino molido, ají o pimienta de cayena (opcional)

¼ taza de queso rallado (opcional)

Bate los huevos y las hierbas juntos en un tazón pequeño hasta que estén espumosos.

Cubre un sartén pequeño con una capa de espray para cocinar y colócalo sobre fuego medio. Añade los vegetales y saltéalos durante unos minutos o hasta que estén tiernos. Espolvoréalo con las especias, si las estás usando.

Vierte la mezcla de huevos sobre los vegetales y cocínalo todo, revolviendo ligeramente, hasta que los huevos estén cocinados de la manera deseada. Si estás usando queso, reduce el fuego a lento, espolvorea el queso sobre los huevos y cocínalo durante 1 minuto para que el queso se derrita.

POR CADA PORCIÓN: Proteína: 2 (3 si usas queso), Vegetales: 2

## *Smoothie* de cualquier fruta  *1 porción*

▶ (ELIMINACIÓN DE GRANOS y AYUNO LIMPIO DE 16 HORAS)

Los *smoothies* de fruta son el mejor desayuno saludable de comida rápida. Tira unos cuantos ingredientes en la batidora, los bates, lo sirves en un vaso desechable y listo. O lo bates la noche anterior y lo dejas en el refrigerador hasta la mañana. Para hacerlo más saludable aún, añádele algunos pequeños vegetales. Y para darle más proteína, añádele mantequilla de nueces, como la de maní o de almendras.

1 recipiente individual de yogur descremado*, griego o regular

1 taza de fruta en trozos, fresca o congelada, preferiblemente frutas más bien blandas como la banana, el mango, las bayas, la papaya, la piña o los melocotones

1 taza de espinacas tiernas o col rizada tierna (opcional)

2 cucharadas de mantequilla de nueces (opcional)

Hielo (opcional)

Coloca todos los ingredientes en una batidora. Bate la mezcla hasta que esté homogénea.

De ser necesario, añádele agua para lograr la consistencia deseada.

*Alternativa*: Usa 1 taza de leche descremada, 1 taza de leche de soya, 1 taza de leche de almendras o 1 taza de kéfir (una bebida de leche fermentada)

POR CADA PORCIÓN: Proteína: 1, Vegetales: 1 (si usas espinaca o col rizada), Frutas: 2, Nueces/semillas: 1 (si usas mantequilla de nueces)

## Batido de proteína "Hulk" del Dr. Juan  *1 porción*

▶ (ELIMINACIÓN DE GRANOS y AYUNO LIMPIO DE 16 HORAS)

Este es mi batido de proteína preferido; me encanta tomarlo después de mi sesión de ejercicios. La combinación de mantequilla de maní y polvo de proteína me da cantidad de energía y me hace sentir lleno durante horas.

- 1 banano mediano, pelado y congelado
- 1 taza de leche de almendras
- 2 cucharaditas de mantequilla de maní
- 1 cuchara de proteína en polvo

Combina todos los ingredientes en una batidora y bate la mezcla hasta que esté homogénea.

POR CADA PORCIÓN. Proteína: 4, Frutas: 2, Nueces: 1

## Ensalada de cualquier fruta con queso fresco  *1 porción*

▶ (ELIMINACIÓN DE GRANOS y AYUNO LIMPIO DE 16 HORAS)

La fruta combina perfectamente con quesos frescos para preparar un desayuno que contenga cantidades saludables de proteína, calcio, fibra, vitaminas y minerales. Para darle más sabor, espolvoréalo con hierbas frescas o una pizca de especias.

- 1 taza de fruta en trozos, como manzanas, naranjas, peras, melocotones, bayas, mangos o papayas
- 1 pizca de canela, nuez moscada, jengibre, pimienta inglesa o chile en polvo (opcional)
- ½ taza de queso fresco bajo en grasa, como el requesón, queso fresco, cotija, panela o ricota
- 1 cucharada de hierbas frescas, como menta, albahaca u orégano (opcional)

Mezcla la fruta con las especias (si las usas).

Coloca el queso en un tazón y cúbrelo con la fruta y las hierbas frescas (si las usas).

POR CADA PORCIÓN: Proteína: 1, Frutas: 2

## Desayuno horneado familiar  *4 porciones*

▶ (ELIMINACIÓN DE GRANOS y AYUNO LIMPIO DE 16 HORAS)

Esta receta hornea un desayuno con una proteína y ricos vegetales para el fin de semana que es bueno para toda la familia. También puedes hornearlo por la noche, cortarlo en porciones y refrigerarlo para contar con 4 desayunos rápidos en la semana. Para recalentar, mételo en el microondas de 30 segundos a 1 minuto en un nivel mediano.

Espray para cocinar

4 tazas (alrededor de 4 onzas) de espinaca pequeña

¼ taza de cebolla roja cortada

½ taza de pimientos amarillos cortados

½ taza de pimientos rojos cortados

1 taza de tomates cortados o tomates uva cortados por la mitad

6 huevos, bien batidos

½ taza de leche descremada

½ taza de queso *cheddar* o queso Pepper Jack

1 cucharadita de chile en polvo

Pimienta negra molida fresca

Cubre un molde para hornear de 1 litro con espray para cocinar.

Precalienta el horno a 350°F.

Cubre un sartén grande con espray para cocinar. Fija el fuego a medio, añade la espinaca y saltéala unos minutos, revolviendo a menudo, hasta que la espinaca se cocine hasta ablandarse. Cuélala bien en un colador. Deja la espinaca en el colador para que se enfríe ligeramente.

Cubre el sartén con espray para cocinar otra vez. Añade la cebolla y los pimientos y saltéalos unos minutos sobre fuego medio, revolviendo a menudo, hasta que los vegetales estén tiernos.

Transfiere la espinaca y los vegetales salteados a un tazón. Añádele los tomates, los huevos, la leche, el queso, el chile en polvo y la pimienta negra al gusto. Mezcla todo bien y viértelo en el molde para hornear preparado.

Hornea durante 50 minutos, o hasta que se le pueda insertar un cuchillo en el centro y salga limpio.

POR CADA PORCIÓN: Proteína: 2, Vegetales: 2

# Tostada de boniato y aguacate con huevos   *1 porción*

▶ (ELIMINACIÓN DE GRANOS y AYUNO LIMPIO DE 16 HORAS)

El boniato es uno de los alimentos más nutritivos que hay, lleno de beta caroteno, potasio y fibra. En esta receta substituye a la tostada, cubierto deliciosamente con guacamole, que es otra súper estrella en ricos nutrientes. Este es un desayuno que te mantendrá activo toda la mañana.

- 1 boniato estrecho (5 pulgadas de largo) sin pelar
- Espray para cocinar
- 2 huevos
- ¼ taza de guacamole
- Pimienta fresca negra molida

Corta el boniato por la mitad a lo largo (separa una mitad para otro uso). Corta la mitad restante del boniato a lo largo en rebanadas de ¼ pulgada de grosor.

Coloca las rebanadas del boniato en la tostadora y tuéstalas al nivel más alto hasta que las rebanadas estén tiernas. (Esto puede necesitar que se tuesten varias veces hasta un total de 5 minutos). Deja que las rebanadas del boniato se enfríen ligeramente.

Cubre un sartén pequeño con espray para cocinar. Sobre fuego medio cocina los huevos estrellados.

Úntales guacamole a las rebanadas de boniato. Cúbrelas con los huevos y la pimienta molida al gusto.

POR CADA PORCIÓN: Proteína: 2, Vegetales: 1, Grasas saludables: 1

# Ensaladas

~~~~~~~~~~

## Ensalada latina de pollo  *4 porciones*

▶ (ELIMINACIÓN DE GRANOS y AYUNO LIMPIO DE 16 HORAS)

El pollo cocinado al vapor se vuelve supremamente tierno, ideal para esta ensalada rica en vegetales.

- 1¼ libras de pechugas de pollo deshuesadas y sin piel
- 1 libra de papas nuevas, sin pelar y en cuadritos
- ¼ libra de judías verdes, cortadas en trozos de 1 pulgada
- 2 tazas de mezcla de vegetales frescos cortados (puedes escoger zanahorias, apios, guisantes, pimientos, brócoli, maíz, champiñones, tomates o cualquier otro que te guste)
- 4 pepinillos escabechados, en cuadritos
- 1 mitad de aguacate, sin semilla y pelado
- 1 taza de suero de mantequilla descremado
- ¼ taza de cilantro fresco picado
- 1 cucharada de jugo de limón fresco
- 4 tazas de hojas tiernas para ensalada

Coloca el pollo en una cesta de cocinar al vapor. Cúbrelo y cocínalo al vapor durante 8 a 10 minutos o hasta que esté bien cocido. Transfiere el pollo a un plato para que se enfríe.

Coloca las papas en la misma cesta de cocinar al vapor. Cúbrelas y cocínalas al vapor 8 minutos. Añádeles las judías y cocina por 5 minutos más. Transfiere las papas y las judías a un tazón grande para que se enfríen.

Desmenuza el pollo en trozos pequeños y añádelos al tazón con las papas y las judías. Añade los vegetales frescos y los pepinillos.

Coloca el aguacate, el suero de mantequilla, el cilantro y el jugo de limón en una batidora. Licúalos hasta que la mezcla esté homogénea. Añade el aderezo a la ensalada de pollo y mézclala.

Para servir, divide las hojas tiernas en 4 platos.

Sirve la ensalada encima en cuatro partes iguales.

POR CADA PORCIÓN: Proteína: 4, Vegetales: 3, Grasas saludables: 1

# Ensalada española de vegetales con atún y papas  *4 porciones*

▶ (ELIMINACIÓN DE GRANOS y AYUNO LIMPIO DE 16 HORAS)

Te refresca y a la vez te llena. Esta ensalada es magnífica para el almuerzo o una cena ligera.

- ½ libra de papas rojas bien lavadas
- 4 huevos
- 1 cabeza de lechuga romana mediana, cortada transversalmente en tiras delgadas
- 4 tomates perita, cortados en cuartos
- 1 pepino mediano, en rodajas
- 1 pimiento rojo, cortado en tiras delgadas
- 1 lata (15 onzas) de corazones de alcachofa en agua, escurridos y cortados en cuartos
- 2 latas (5 onzas cada una) de atún en trozos, escurrido
- 20 aceitunas verdes pequeñas, deshuesadas y cortadas en rodajas
- 2 cucharaditas de mostaza
- 1 cucharada de vinagre de vino rojo
- 3 cucharadas de aceite de oliva

Coloca las papas y los huevos en una olla mediana con agua que los cubra. Hervir el agua y luego bajar a fuego medio y cocinar por 10 minutos, o hasta que un cuchillo afilado pueda cortar fácilmente una papa.

Cuela los huevos y las papas. Pela los huevos y déjalos enfriar. Cuando las papas y los huevos estén suficientemente fríos para poderlos manipular, córtalos en cuartos.

En 4 platos coloca porciones iguales de lechuga en cada plato, seguido de porciones iguales de cuñas de papas y huevos, tomates, pepino, pimiento, corazones de alcachofa, atún y aceitunas.

En un tazón coloca la mostaza y el vinagre. Añádele el aceite y mezcla bien. Vierte este aderezo sobre cada plato con ensalada.

POR CADA PORCIÓN: Proteína: 3, Vegetales: 4, Grasas saludables: 1

## Ensalada opípara de tomate con frijoles negros  4 *porciones*

▶ (ELIMINACIÓN DE GRANOS y AYUNO LIMPIO DE 16 HORAS)

Sirve esta ensalada en trozos sobre una mezcla de hojas para ensalada para obtener un mayor contenido de fibra y mayor nutrición.

- 1 lata (15 onzas) de frijoles negros, enjuagados y escurridos
- 1 lata (14 onzas) de palmitos, escurridos y cortados en rodajas
- 4 tomates medianos, cortado en trozos
- 1 taza de hinojo cortado en rodajas delgadas
- 1 pimiento verde, cortado en rodajas delgadas
- 10 aceitunas negras grandes, deshuesadas y cortadas en rodajas
- 1 cucharada de aceite de oliva
- 2 cucharaditas de vinagre de jerez
- 1 onza de queso Manchego, rallado

Coloca los frijoles negros, los palmitos, los tomates, el hinojo, el pimiento y las aceitunas en un tazón de ensalada. Vierte el aceite y el vinagre sobre la mezcla. Añade el queso Manchego y mézclalo todo ligeramente para combinarlo.

Sirve porciones iguales de la ensalada en 4 tazones individuales de ensalada.

POR CADA PORCIÓN: Proteína: 1, Vegetales: 3, Grasas saludables: ½

## Ensalada de nopales  4 *porciones*

▶ (ELIMINACIÓN DE GRANOS y AYUNO LIMPIO DE 16 HORAS)

Los nopales saben un poco a las habichuelas verdes. Es más, puedes usar habichuelas si deseas. Algunos mercados de especialidades venden los nopales frescos, pero es más fácil encontrarlos en frascos o latas. Simplemente asegúrate de enjuagarlos y escurrirlos para quitarles el exceso de sal. En esta ensalada tradicional latina, estos vegetales se combinan con frijoles pintos y queso.

- 1 lata (30 onzas) o un frasco de nopales*, enjuagados, escurridos y cortados en rodajas
- 1 lata (15 onzas) de frijoles pintos, enjuagados y escurridos
- 1 taza de tomates cereza, cortados a la mitad
- 1 taza de pepinos cortados
- ½ taza de rábanos cortados
- ¼ taza de cebolla roja triturada
- 20 aceitunas españolas pequeñas o 10 grandes, deshuesadas y cortadas en rodajas
- ½ taza de queso desmoronado o queso feta
- 2 cucharadas de jugo de lima fresco
- 2 cucharadas de aceite de oliva

Combina todos los ingredientes en un tazón grande.

Mézclalos ligeramente.

Sirve porciones iguales en 4 platos.

*Alternativa*: Usa 1 libra de habichuelas, cocinadas al vapor y cortadas en pedacitos pequeños

**POR CADA PORCIÓN**: Proteína: 1, Vegetales: 3, Grasas saludables: 1

## Ensalada de salmón *jerk* jamaicano con naranja y cilantro   *4 porciones*

▶ (ELIMINACIÓN DE GRANOS y AYUNO LIMPIO DE 16 HORAS)

El chile habanero es extremadamente picante. Si prefieres algo menos picante, substitúyelo con jalapeño.

**PARA EL SALMÓN CURADO:**

- 3 cucharadas de jugo de lima fresco
- 3 cucharadas de aceite de oliva
- 2 dientes de ajo, triturados
- 2 cucharaditas de jengibre fresco rallado
- 1 chile habanero, sin tallo, sin semillas y triturado
- ½ cucharadita de pimienta inglesa molida
- ¼ cucharadita de canela en polvo
- ¼ cucharadita de sal
- 1¼ libras de salmón, cortado en 4 filetes del mismo tamaño
- Espray para cocinar

**PARA LA ENSALADA:**

- 8 tazas de lechuga romana cortada
- 2 naranjas medianas, peladas, separadas en segmentos y cortadas en pedacitos pequeños
- ½ pepino mediano, cortado
- ¼ taza de cilantro fresco picado

*(continúa)*

Para preparar el salmón curado, en un tazón coloca el jugo de lima, el aceite, el ajo, el jengibre, el chile habanero triturado, la pimienta inglesa, la canela y la sal.

Coloca los filetes de salmón en un plato y recúbrelos con una cucharada de la salsa de *jerk* recién preparada. Pon a un lado la salsa restante para aderezar la ensalada.

Rocía un sartén grande no adherente con espray para cocinar y ponlo a fuego medio. Coloca el salmón, con la piel hacia abajo, en el sartén. Déjalo cocinar durante 6 minutos. Tapa el sartén y cocínalo 4 o 5 minutos más, o hasta que el pescado esté completamente cocinado. Traslada el salmón a un plato, deslizando una espátula entre el pescado y la piel, que debe haberse pegado al sartén. Tapa el pescado con papel de aluminio.

Para preparar la ensalada, coloca la lechuga romana en un tazón grande de ensalada. Añádele la salsa *jerk* restante, las naranjas, el pepino y el cilantro y mézclalos ligeramente.

Divide la ensalada en porciones iguales, colócala en 4 platos y cubre cada porción con un filete de salmón.

**POR CADA PORCIÓN**: Proteína: 4, Vegetales: 2, Frutas: 1, Grasas saludables: 1

## Tazón de ensalada de lo que sea  *1 porción*

▸ (ELIMINACIÓN DE GRANOS y AYUNO LIMPIO DE 16 HORAS)

Nombré a esta la ensalada de "lo que sea" porque puedes prepararla con la proteína y los vegetales que sean, así como con cualquier otro ingrediente que tengas en tu cocina. Y puedes hacerla para cualquier comida que quieras; es perfecta para el almuerzo, la cena o incluso para el desayuno, si no te importa salirte de la rutina del desayuno. Puedes variar las cantidades de ingredientes basado en tus necesidades de porciones para la comida; deja fuera los granos si es un día de Eliminación de granos. Es una manera fácil de reunir proteína, fibra y cantidades de nutrientes en un tazón fácil de comer.

1 taza de verduras desmenuzadas, como espinaca, lechuga romana, col rizada pequeña o verduras de hoja verde de primavera

1 cucharada de aderezo de ensalada

1 taza o más de vegetales cortados, como maíz, calabacín, tomates, pepinos, brócoli o jícama

½ taza de granos cocinados, como arroz integral o quinua (opcional; omítelo en los días de Eliminación de granos)

2 onzas de carne magra o pescado cocinado (como pollo, pavo, atún o camarones) o 2 huevos duros

½ taza de frijoles/chícharos/lentejas cocinados o en lata, como judías blancas, frijoles negros, garbanzos, lentejas rojas, etc.

¼ taza de queso rallado, como el *cheddar* o el Jack

3 cucharadas de guacamole

½ taza de salsa

Coloca las verduras en un tazón grande. Mézclalas con el aderezo.

Ponle encima los vegetales cortados, los granos (si los usas), la carne o el pescado o los huevos y los frijoles.

Espolvoréalo con el queso.

Ponle el guacamole y la salsa encima.

**POR CADA PORCIÓN**: Proteína: 4, Vegetales: 4, Granos: 1 (si usas los granos opcionales), Grasas saludables: 1

## Ensalada de vegetales con queso  *1 porción*

▶ (ELIMINACIÓN DE GRANOS y AYUNO LIMPIO DE 16 HORAS)

Esta es una ensalada fácil para el almuerzo y de mucho sabor que combina el queso y los vegetales con un aderezo refrescante. Si tienes los ingredientes a mano, puedes también agregar ajo y chalotes triturados al aderezo.

1 cucharada de aceite de oliva

½ cucharada de vinagre de vino blanco

½ cucharadita de jugo de limón fresco

2 onzas de queso en cuadritos, como el *cheddar* y el de Pepper Jack

2 tazas de vegetales cortados, como tomates cereza, brócoli, pimientos rojos, cebollas rojas o calabacín

½ cucharada de hierbas frescas, como perejil, cilantro, eneldo o menta (o más a tu gusto)

*(continúa)*

Coloca el aceite, el vinagre y el jugo de limón en un tazón pequeño y mezcla hasta que quede combinado.

Combina el queso, los vegetales y las hierbas frescas en un tazón grande.

Vierte el aderezo sobre la ensalada y mézclala ligeramente.

POR CADA PORCIÓN: Proteína: 2, Vegetales: 4, Grasas saludables: 1

## Ensalada de pollo con papaya y frijoles negros  *4 porciones*

▶ (ELIMINACIÓN DE GRANOS y AYUNO LIMPIO DE 16 HORAS)

Una vez que cocines el pollo al vapor, este plato se arma en un dos por tres. Esta receta es también buena con camarones hervidos fríos en lugar del pollo.

- 2 pechugas de pollo (5 onzas cada una), deshuesadas y sin piel
- 2 tazas de papaya madura en cuadritos
- 1 taza de jícama en cuadritos
- 1 lata (15 onzas) de frijoles negros, enjuagados y escurridos
- 1 aguacate pequeño, sin semilla, pelado y en cuadritos
- 4 cucharadas de jugo de lima fresco
- 2 cucharadas de aceite de oliva
- ½ cucharadita de salsa picante
- ¼ cucharadita de sal
- 4 tazas de espinaca tierna

Coloca el pollo en una cesta de cocinar al vapor sobre una olla de agua hirviendo. Tápalo y cocínalo al vapor durante 8 a 10 minutos o hasta que esté cocinado. Traslada el pollo a un plato para que se enfríe. Desmenúzalo en trozos pequeños.

Combina el pollo, la papaya, la jícama, los frijoles negros, el aguacate, el jugo de lima, el aceite, la salsa picante y la sal en un tazón. Mezcla ligeramente.

Divide la espinaca en 4 platos y cubre cada uno con porciones iguales de la ensalada.

POR CADA PORCIÓN: Proteína: 3, Vegetales: 1½, Frutas: 1, Grasas saludables: 1

## Salsa del Dr. Juan  *4 porciones*

▶ (ELIMINACIÓN DE GRANOS y AYUNO LIMPIO DE 16 HORAS)

Me encanta la salsa porque es una manera agradable de añadir vegetales y fibras extras a cualquier comida, desde las tortillas hasta las ensaladas y los platos principales, y es también un gran *dip* para vegetales crudos que puedes comer a la hora de la merienda. Usa esta receta como punto de partida, ajustando la cantidad de pimienta, ajo y otros ingredientes a tu gusto.

- 8 tomates perita, sin semillas y cortados en trozos
- ½ cebolla roja pequeña, cortada en trozos
- ½ pimiento verde, cortado en trozos
- 1 a 2 dientes de ajo (al gusto) triturados
- 1 jalapeño (o más, al gusto), sin semillas, cortado en rodajas finitas
- ¼ taza de cilantro fresco picado (o más, al gusto)
- Jugo de 1 lima
- ½ cucharadita de comino molido

Combina todos los ingredientes en un tazón mediano, mézclalos ligeramente y sirve.

POR CADA PORCIÓN: Vegetales: 2

## Ensalada de palmitos con cangrejo  *Sirve 4*

▶ (ELIMINACIÓN DE GRANOS y AYUNO LIMPIO DE 16 HORAS)

Esta elegante ensalada es suficientemente vistosa para invitados. Es fácil, pero impactante.

- 1 cabeza de lechuga romana, cortada en rodajas finas
- 1 lata (14 onzas) de palmitos, escurridos y cortados en rodajas
- 1 aguacate mediano, sin semilla, pelado y en lascas
- 4 cebolletas, cortadas en rodajas finas
- 12 onzas de carne de cangrejo cocinada
- 4 huevos, hervidos duros, pelados y cortados en cuartos
- ¼ taza de jugo de limón fresco
- 2 cucharadas de aceite de oliva

*(continúa)*

Divide la lechuga romana en 4 platos.

Cubre cada porción de lechuga con porciones iguales de palmitos, lascas de aguacate, cebolletas, carne de cangrejo y cuartos de huevos.

En un tazón, mezcla el jugo de limón y el aceite de oliva y rocía este aderezo sobre cada porción de ensalada.

**POR CADA PORCIÓN**: Proteína: 4, Vegetales: 2, Grasas saludables: 1½

# Sopas

~~~~~~~~~~~

## Gazpacho con frijoles pintos y aguacate  *4 porciones*

▶ (ELIMINACIÓN DE GRANOS y AYUNO LIMPIO DE 16 HORAS)

¡Usar tomates en lata significa que puedes disfrutar de esta sopa española rica en vegetales todo el año!

> 1 lata (28 onzas) de tomates triturados
>
> 1 taza de agua fría
>
> 1 pepino mediano, sin pelar, cortado en trozos grandes
>
> 3 pimientos (1 verde, 1 amarillo y 1 rojo), sin semillas, cortados en trozos grandes
>
> 1 tallo de apio, cortado en trozos grandes

> 1 diente de ajo, pelado
>
> 2 cebolletas, cada una cortada en 4 trozos
>
> 2 cucharadas de aceite de oliva
>
> 2 cucharadas de vinagre balsámico
>
> ½ cucharadita de sal
>
> 1 lata (15 onzas) de frijoles pintos, enjuagados y escurridos
>
> 1 aguacate mediano, sin semilla, pelado y cortado

Coloca los tomates triturados en un tazón grande y agrégales el agua.

Coloca el pepino en un procesador de alimentos y procésalos hasta conseguir un molido grueso, luego añádelo a los tomates.

Coloca los pimientos en el procesador de alimentos y procésalos hasta conseguir un molido grueso y añádelos al tazón con tomates.

Coloca el apio, el ajo y las cebolletas en el procesador de alimentos y procésalos hasta que estén bien molidos y añádelos al tazón.

Vierte el aceite, el vinagre y la sal en el tazón con tomates, revolviendo. Revuelve la sopa, tápala y colócala en el refrigerador, si es posible durante varias horas.

Cuando esté lista para servir, con un cucharón sirve porciones iguales del gazpacho en 4 tazones. Cubre cada porción con los frijoles pintos y el aguacate.

POR CADA PORCIÓN: Proteína: 1, Vegetales: 4, Grasas saludables: 1

## Sopa mexicana de frijoles negros  *4 porciones*

▸ (ELIMINACIÓN DE GRANOS y AYUNO LIMPIO DE 16 HORAS)

Los cocineros en México a menudo usan la hoja del aguacate para hacer esta sopa, pero el hinojo sirve igual (y es fácil de encontrar en supermercados). Sírvela con una rodaja de lima y salsa picante, si lo deseas.

2 cucharadas de aceite de oliva

1 cebolla mediana, cortada en trozos

1 taza de hinojo, cortado

1½ cucharaditas de comino molido

½ cucharadita de sal

3½ tazas de caldo de pollo bajo en sal

2 latas (15 onzas cada una) de frijoles negros, enjuagados y escurridos

½ taza de queso fresco desmoronado

¼ taza de cilantro fresco picado

Calienta el aceite en una olla grande a fuego medio. Añade la cebolla, el hinojo, el comino y la sal y saltea durante 8 minutos, hasta que los vegetales estén suaves.

Añade el caldo y los frijoles, raspando los pedazos marrones que se pegan al fondo de la olla. Deja que la sopa hierva, luego baja el fuego y déjala a fuego lento durante 15 minutos.

Déjala enfriar levemente y cuando esté lo suficientemente fría para manejarla, traslada la mitad a una batidora y licúala hasta que esté suave. Vierte la sopa de la batidora otra vez en la olla.

Divide la sopa en 4 tazones y cubre cada uno con 2 cucharadas de queso fresco y 1 cucharada de cilantro.

POR CADA PORCIÓN: Proteína: 2, Vegetales: 1, Grasas saludables: ½

# Sopa caribeña de calabaza con garbanzos  *4 porciones*

▶ (ELIMINACIÓN DE GRANOS y AYUNO LIMPIO DE 16 HORAS)

Los garbanzos le agregan proteína a esta reconfortante sopa de naranja cubierta con crujientes semillas tostadas de calabaza en lugar de *croutones*.

3 cucharadas de aceite de oliva

1 cebolla mediana, cortada en trozos

2 tazas de calabaza dulce, en cuadritos o calabacín de nogal pelado

1 taza de boniato en cuadritos, sin pelar

1½ cucharaditas de curry en polvo

½ cucharadita de canela molida

1 cucharadita de sal

4 tazas de caldo de pollo bajo en sal

2 cucharaditas de salsa de chipotle (si no puedes encontrar salsa de chipotle, usa chiles chipotle en salsa de adobo)

1 lata (15 onzas) de garbanzos, enjuagados y escurridos

4 cucharadas de semillas de calabaza, sin cáscara y tostadas

Calienta el aceite en una cacerola grande de sopa sobre fuego medio-alto. Añade la cebolla, la calabaza y el boniato y saltea durante 8 minutos o hasta que los vegetales se empiecen a dorar. Reduce el fuego a medio. Añade el curry en polvo, la canela y la sal y cocina por 5 minutos, revolviendo, para combinar los sabores. Añade el caldo y la salsa de chipotle. Deja que hierva a fuego medio-alto, luego reduce el fuego a lento y deja que se cocine durante 40 minutos, o hasta que la calabaza esté tierna.

Deja que la sopa se enfríe levemente y cuando esté a una temperatura que se pueda manejar, trabajando en tandas, trasládala a una batidora y hazla puré hasta obtener una mezcla homogénea. Regresa el puré a la cacerola y añade los garbanzos.

Sirve la sopa en 4 tazones y esparce 1 cucharada de semillas de calabaza sobre cada porción.

POR CADA PORCIÓN: Proteína: 1, Vegetales: 2, Nueces/semillas: ½, Grasas saludables: 1

## Sopa de tortilla con pollo  *4 porciones*

▶ (AYUNO LIMPIO DE 16 HORAS)

Esta sopa tradicional recibe su chispa del cilantro fresco y la lima.

- 4 tortillas de maíz (6 pulgadas cada una), cortadas a la mitad y luego en tiras delgadas
- espray para cocinar
- 2 cucharadas de aceite de oliva
- 1 cebolla mediana, cortada en cuadritos
- 1 cucharadita de comino molido
- ½ cucharadita de sal

- 3 tazas de caldo de pollo bajo en sal
- 2 tazas de tomates frescos cortados en cuadritos
- ¾ libra de pechugas de pollo deshuesadas, sin piel, cortadas en tiras de ¼ pulgada de grosor
- ½ taza de queso Jack rallado
- ¼ taza de cilantro fresco picado
- 1 lima, cortada en 4 cuñas

Precalienta el horno a 400°F.

Coloca las tiras de tortilla en una bandeja de horno, formando una capa pareja, y rocíalas con espray para cocinar. Ponlas en el horno durante 12 minutos o hasta que se doren.

Calienta el aceite de oliva en una olla grande sobre fuego medio. Añade la cebolla, el comino y la sal y saltea durante 5 minutos hasta que la cebolla esté suave. Añade el caldo y los tomates, revolviendo. Deja que la sopa hierva, luego reduce el fuego a lento y cocina durante 10 minutos. Añade el pollo y cocina durante 2 minutos más o hasta que el pollo se haya cocinado bien.

Divide la sopa en 4 platos de sopa semihondos. Agrega las tiritas de tortilla en iguales cantidades en cada plato. Cubre cada porción con 2 cucharadas de queso y 1 cucharada de cilantro. Sírvelas con rodajas de lima.

POR CADA PORCIÓN: Proteína: 3, Vegetales: 1, Granos: 1, Grasas saludables: ½

## Sopa crema de maíz y espinaca  *4 porciones*

▶ (ELIMINACIÓN DE GRANOS y AYUNO LIMPIO DE 16 HORAS)

Meter la mitad de esta sopa en una batidora le da esa consistencia cremosa, mientras retiene algunos trozos de la cebolla y el maíz. En vez de pollo o camarones, puedes optar por usar proteínas de plantas como los frijoles o el tofu.

2 cucharadas de aceite de oliva

1 cebolla mediana, picada

3 tazas de caldo de pollo bajo en sal

3 tazas de granos de maíz frescos (unas 4 mazorcas grandes) o congelados (descongelados)

2 dientes de ajo, triturado

6 tazas de espinaca tierna

8 onzas de pollo cocinado y cortado o de camarones hervidos

Calienta el aceite en una cacerola de sopa a fuego medio. Añade la cebolla y saltéala durante 5 minutos hasta que se dore. Añade el caldo, el maíz y el ajo. Deja que la mezcla hierva, y luego reduce el fuego a lento y cocina durante 10 minutos. Añade la espinaca, revolviendo, y continúa cocinando alrededor de 1 minuto hasta que se ablande.

Cuando se enfríe lo suficiente para poderla manejar, coloca la mitad de la sopa en una batidora y bátela hasta que esté cremosa y suave. Pasa el puré de vuelta a la cacerola.

Añade el pollo o los camarones y divídela en 4 platos de sopa.

POR CADA PORCIÓN: Proteína: 2, Vegetales: 3, Grasas saludables: ½

## Sopa de *calalou* con plátano y cangrejo  *4 porciones*

▶ (ELIMINACIÓN DE GRANOS y AYUNO LIMPIO DE 16 HORAS)

*Calalou* es el nombre que se le ha dado a la planta de muchas hojas, también conocida como amaranto, típicamente usada en este plato caribeño. Si no puedes encontrar hojas de *calalou*, utiliza en su lugar hojas de acelga.

2 cucharadas de aceite de oliva

6 cebolletas, cortadas en rodajas finas

1 plátano amarillo, pelado y cortado en cuadritos

1 chile habanero, sin tallo, sin semillas y triturado

1½ cucharaditas de tomillo seco

½ cucharadita de sal

4 tazas de caldo de pollo bajo en sal

4 tazas de hojas de *calalou* o acelga

3 dientes de ajo, triturados

1 taza de quimbombó en rodajas congelado (no se requiere descongelarlo antes de añadirlo)

2 latas (6 onzas cada una) de carne de cangrejo, escurrida, u 8 onzas de carne de cangrejo fresco cocida

1 taza de leche de coco

*(continúa)*

Calienta el aceite en una cacerola a fuego medio. Añade la cebolleta, el plátano, el chile habanero, el tomillo y la sal y saltea hasta que los vegetales estén suaves, alrededor de 5 minutos.

Añade el caldo, revolviendo, y raspa cualquier pedacito dorado que se haya pegado al fondo de la cacerola. Añade las hojas de *calalou* y el ajo. Deja hervir la sopa, luego reduce el fuego a lento, tapa parcialmente la cacerola y cocina durante 15 minutos.

Añade el quimbombó, el cangrejo y la leche de coco, revolviendo. Hierve a fuego medio-alto, luego reduce el fuego a lento, vuelve a tapar parcialmente y cocina durante 10 minutos para que se caliente. Divide la sopa en 4 tazones grandes.

**POR CADA PORCIÓN:** Proteína: 2, Vegetales: 2, Grasas saludables: 1

## Sopa de garbanzos y espinaca  *4 porciones*

▶ (ELIMINACIÓN DE GRANOS y AYUNO LIMPIO DE 16 HORAS)

La espinaca le da a esta sopa ese hermoso color verde esmeralda. El queso cotija se puede conseguir en la mayoría de los supermercados. Usa queso feta si no lo puedes encontrar.

- 2 cucharadas de aceite de oliva
- 1 cebolla pequeña, picada
- 1 cucharadita de comino molido
- 3 tazas de caldo de pollo bajo en sal

- 2 latas (15 onzas cada una) de garbanzos, enjuagados y escurridos
- 1 diente de ajo, triturado
- 6 tazas de espinaca tierna
- ½ taza de queso cotija rallado

Calienta el aceite en una cacerola de sopa a fuego medio. Añade la cebolla y el comino y saltéala 5 minutos hasta que se dore. Añade el caldo, los garbanzos y el ajo, revolviendo. Deja hervir la sopa y luego reduce el fuego a lento y cocina durante 15 minutos. Añade la espinaca tierna revolviendo y cocina unos 2 minutos, hasta que la espinaca se ablande.

Cuando la sopa esté lo suficientemente fría para poder manejarla, vierte la mitad en una batidora y procésala hasta lograr una mezcla homogénea. Regresa el puré a la cacerola y revuelve para combinar.

Divide la sopa en cuatro platos de sopa. Adorna cada porción con 2 cucharadas de queso.

**POR CADA PORCIÓN:** Proteína: 2, Vegetales: 1, Grasas saludables: ½

## Sopa rápida de lentejas  *4 porciones*

▶ (ELIMINACIÓN DE GRANOS y AYUNO LIMPIO DE 16 HORAS)

Ahorra tiempo usando lentejas enlatadas para esta sopa caliente y reconfortante.

- 2 cucharadas de aceite de oliva
- 1 cebolla mediana, picada
- 1 taza de zanahorias cortadas
- 1 taza de apio cortado
- 1 diente de ajo, triturado
- 1 cucharadita de perejil seco
- 1 hoja de laurel
- 4 tazas de caldo de pollo o de vegetales bajo en sal
- 1 lata (15 onzas) de tomates triturados
- 2 latas (15 onzas cada una) de lentejas, enjuagadas y escurridas
- 1 cucharada de vinagre balsámico

Calienta el aceite en una cacerola de sopa a fuego medio. Añade la cebolla, la zanahoria, el apio y el ajo y saltéalos 5 minutos, hasta que los vegetales comiencen a ablandarse.

Añade los demás ingredientes. Deja que la mezcla hierva y luego reduce el fuego a lento, tapa la cacerola y cocina durante 10 minutos. Descarta la hoja de laurel.

Sirve en 4 platos de sopa.

**POR CADA PORCIÓN:** Proteína: 2, Vegetales: 2, Grasas saludables: ½

# Platos principales

## Bistec a la brasa con chimichurri  *4 porciones*

▶ (ELIMINACIÓN DE GRANOS y AYUNO LIMPIO DE 16 HORAS)

Con sabor a ajo y rica en perejil, la salsa chimichurri nos llega desde Argentina y Uruguay para convertirse en la guarnición fresca y briosa de la carne a la brasa.

**PARA EL CHIMICHURRI:**

- 2 dientes de ajo, pelados
- 1 taza llena de perejil fresco de hoja plana
- 3 tomates perita, cortados en cuartos
- 2 cucharadas de hojas de orégano fresco
- 3 cucharadas de aceite de oliva
- 1 cucharada de jugo de limón fresco
- ½ cucharadita de sal gruesa

**PARA EL BISTEC:**

- 1¼ libras de bistec de falda
- 3 cucharaditas de aceite de oliva
- 1 cucharadita de chile en polvo
- 4 mazorcas de maíz, peladas

Para hacer el chimichurri, coloca el ajo en un procesador de alimentos y procésalo hasta que esté triturado finamente. Añádele el perejil, los tomates, el orégano, el aceite, el jugo de limón y la sal y sigue procesando hasta que esté todo triturado.

Para hacer el bistec, precalienta una parrilla a temperatura media (o coloca una rejilla de horno en el nivel más alto y enciende el asador). Cubre el bistec de ambos lados con 1 cucharadita de aceite y frótalo con el chile en polvo.

Coloca el bistec en la parrilla (o en una bandeja de asar forrada de papel de aluminio) y cocínalo por 5 minutos. Víralo y cocínalo por otros 5 minutos a temperatura media. Pon el bistec a reposar en una tabla de cortar por 10 minutos.

Frota el maíz con las restantes 2 cucharaditas de aceite y coloca las mazorcas en la parrilla (o la misma rejilla de horno) y cocínalas durante 3 minutos. Dalas vuelta y cocínalas 3 minutos más.

Cuando el bistec haya reposado, córtalo en lascas de ½ pulgada de grosor en contra de la fibra.

En 4 platos, coloca iguales porciones de carne y una mazorca en cada uno. Salpica la carne y el maíz con el chimichurri.

**POR CADA PORCIÓN**: Proteína: 4, Vegetales: 3, Grasas saludables: 1

## Lomo de cerdo con salsa verde caliente  *4 porciones*

▶ (ELIMINACIÓN DE GRANOS y AYUNO LIMPIO DE 16 HORAS)

La salsa verde humeante tiene un brillo fresco y penetrante de los tomatillos y el cilantro. Es también una deliciosa salsa para cubrir pescado y pollo.

**PARA LA SALSA VERDE:**

2 dientes de ajo, pelados

½ libra de tomatillos frescos, pelados y enjuagados

2 cebolletas, recortadas

2 jalapeños

2 cucharadas de cilantro fresco picado

2 cucharadas de aceite de oliva

½ taza de caldo de pollo bajo en sal

1 cucharada de jugo de lima fresco

**PARA EL CERDO:**

1¼ libras de lomo de cerdo

2 cucharadas de aceite de oliva

8 tazas de hojas de espinaca tierna

Para hacer la salsa verde, coloca una rejilla de horno en el nivel más alto y enciende el asador. Coloca separados el ajo, los tomatillos, las cebolletas y los jalapeños en una bandeja de asar forrada en papel de aluminio. Asa los vegetales hasta que estén completamente ampollados, volteándolos a menudo y sacándolos según se vayan dorando.

Quítales el tallo y las semillas a los jalapeños y mételos en una batidora junto con el ajo, los tomatillos, las cebolletas y el cilantro. Tritúralos hasta que se hagan puré.

Calienta el aceite en un sartén grande a fuego medio. Añádele el puré de tomatillo y cocínalo 5 minutos. Añade el caldo revolviendo hasta que hierva la mezcla. Reduce el fuego a lento hasta que la salsa se espese, unos 5 minutos. Añade el jugo de lima, revolviendo.

*(continúa)*

Para preparar el cerdo precalienta el asador. Recorta cualquier grasa visible del lomo y quítale la piel plateada. Coloca el cerdo en la misma bandeja de asar forrada en papel de aluminio que usaste para cocinar los vegetales y cubre la carne con 1 cucharada de aceite de oliva. Asa el cerdo 10 minutos por cada lado. (La carne tendrá un color rosado, pero estará cocinada completamente). Trasládalo a una tabla de cortar y cúbrelo con papel de aluminio para que repose 5 minutos.

Calienta la cucharada restante de aceite de oliva en un sartén grande a fuego medio. Añádele la espinaca y saltéala unos dos minutos hasta que se ablande.

Dispón 4 platos de cena y pon una porción pareja de espinaca en cada uno. Corta el cerdo en lascas finas y acomoda porciones iguales sobre la espinaca. Vierte con una cuchara la salsa verde caliente sobre el cerdo.

**POR CADA PORCIÓN**: Proteína: 4, Vegetales: 3, Grasas saludables: 1

## Salmón mojito  *4 porciones*

▶ (ELIMINACIÓN DE GRANOS y AYUNO LIMPIO DE 16 HORAS)

Al igual que con el trago de mojito, la lima y la menta caracterizan el sabor de esta salsa, enriquecida con aguacate y jícama crujiente. Esta receta es deliciosa con pollo, camarones y otros tipos de pescado.

**PARA EL SALMÓN:**

1 cucharada de aceite de oliva

4 pedazos (5 onzas cada uno) de salmón, de igual grosor

**PARA LA SALSA MOJITO:**

1½ tazas de pepinos cortados en cuadritos

1½ tazas de jícama pelada y cortada en cuadritos

1 aguacate mediano, sin semilla, pelado y cortado en cuadritos

¼ taza de menta fresca picada

¼ taza de jugo de lima fresco

1 cucharada de aceite de oliva

¼ cucharadita de sal

Para hacer el salmón, calienta el aceite en un sartén grande no adherente a fuego medio. Coloca el salmón, con la piel hacia abajo en el sartén. Cocínalo durante 6 minutos. Voltea el salmón y cocínalo 4 minutos más, o hasta que esté completamente cocido. Traslada el salmón a un plato y cúbrelo con papel de aluminio.

Para preparar la salsa mojito, combina el pepino, la jícama, el aguacate, la menta, el jugo de lima, el aceite de oliva y la sal en un tazón mediano. Revuelve para mezclar.

Dispón 4 platos. Quítale la piel al salmón (debe separarse fácilmente). Divide los filetes entre los platos y cúbrelos con la salsa.

**POR CADA PORCIÓN:** Proteína: 4, Vegetales: 1, Grasas saludables: 1½

## Chuletas de pollo con champiñones y jerez  *4 porciones*

▶ **(ELIMINACIÓN DE GRANOS y AYUNO LIMPIO DE 16 HORAS)**

En toda España encontrarás vasijas de champiñones de jerez en los bares de tapas. Aquí, estos champiñones conforman una salsa sabrosísima para las chuletas de pollo. Notarás que esta receta requiere de una pequeña cantidad de harina para cubrir el pollo. Aunque no estés comiendo granos —en los días de Eliminación de granos— un poquito de harina en una receta es aceptable. Si prefieres no usar harina de trigo, puedes usar harina de garbanzo.

| | |
|---|---|
| 4 pechugas de pollo (5 onzas cada una), deshuesadas, sin piel | 1 taza de jerez dulce |
| 1 clara de huevo | 3 dientes de ajo, triturados |
| ¼ taza de harina | 2 cucharaditas de tomillo triturado |
| 3 cucharadas de aceite de oliva | ¼ cucharadita de sal |
| 2 tazas de champiñones en rodajas | 4 tazas de hojas de espinacas tiernas |

Coloca cada pechuga de pollo entre dos pedazos grandes de envoltura plástica y ligeramente aplástalas con un mazo o el fondo de un sartén pesado hasta que se reduzcan a un grosor de ¼ de pulgada.

Bate la clara de huevo en un tazón pequeño hasta que haga espuma. Coloca la harina parejamente en un plato grande.

*(continúa)*

Calienta 2 cucharadas de aceite en un sartén grande no adherente a fuego medio. Con un pincel, pinta la clara de huevo en los dos lados de las pechugas y luego cúbrelas de harina. Sacude el exceso de harina (descarta la que sobre). Coloca las chuletas en el sartén e inmediatamente voltéalas para recubrir el otro lado con aceite. Cocina cada lado de 2 a 3 minutos, o hasta que las chuletas se doren y se cocinen completamente. Trasládalas a un plato y cúbrelas con papel de aluminio para mantenerlas calientes.

Añade la cucharada restante del aceite en el mismo sartén a fuego medio-alto. Añade los champiñones y saltéalos hasta que se doren, unos 4 minutos. Añade el jerez, el ajo, el tomillo y la sal revolviendo, reduce el fuego a lento y cocina de 3 a 4 minutos, o hasta que el jerez se reduzca a la mitad. Añade la espinaca revolviendo y cocínala alrededor de 1 minuto o hasta que se ablande.

Dispón 4 platos. Coloca una chuleta de pollo en cada uno y cúbrelas con la salsa de champiñones.

**POR CADA PORCIÓN**: Proteína: 4, Vegetales: 2, Grasas saludables: 1

## Guisado brasileño de mariscos  *4 porciones*

▶ (ELIMINACIÓN DE GRANOS y AYUNO LIMPIO DE 16 HORAS)

Las almejas le dan a este guiso un sabor salobre, lo cual compensa el dulzor de la leche de coco. Los trozos de nabo y de la calabaza de invierno son una magnífica alternativa al plátano.

1 cucharada de aceite de oliva

1 cebolla mediana, picada

2 tazas de tomates picados

1 pimiento amarillo, picado

2 dientes de ajo, triturados

1 cucharadita de jalapeño triturado

1 lata (13,66 onzas) de leche de coco de dieta

1 plátano amarillo mediano, pelado y cortado en rebanadas de ½ pulgada de grosor

8 almejas de concha dura

1 libra de merluza o bacalao, sin piel y cortada en trozos

½ libra de camarones medianos, pelados y sin la tripa

½ taza de cilantro fresco picado

Calienta el aceite en una cacerola de sopa a fuego medio-bajo. Añade la cebolla y saltéala unos 3 minutos hasta que se ablande. Añade los tomates, el pimiento, el ajo y el jalapeño, revolviendo, y cocina por 2 minutos. Añade la leche de coco y deja que toda la mezcla hierva. Añade el plátano y deja que se cocine a fuego lento, tapando la cacerola parcialmente, durante 10 minutos o hasta que el plátano se ablande.

Añade las almejas y una taza de agua. Tapa la cacerola y deja que se cocinen a fuego lento de 5 a 6 minutos o hasta que las almejas se abran. Añade el pescado y los camarones y cocínalos 2 minutos más o hasta que los mariscos estén bien cocinados.

Dispón 4 tazones de sopa grandes. Sirve porciones iguales del guisado en cada tazón y adórnalo con el cilantro.

**POR CADA PORCIÓN**: Proteína: 6, Vegetales: 3, Grasas saludables: 1

## Bistec de falda glaseado  *4 porciones*

▶ (ELIMINACIÓN DE GRANOS y AYUNO LIMPIO DE 16 HORAS)

Deja que la carne repose después de cocinada para que reabsorba los jugos, de manera que, cuando la cortes, los jugos queden en el bistec en lugar de en la tabla de cortar.

- 2 cucharadas de aceite de oliva
- 1 cebolla grande, cortada a la mitad y en rodajas
- 1 pimiento amarillo grande, cortado en rodajas de ¼ de pulgada
- 1 pimiento rojo grande, cortado en rodajas de ¼ de pulgada
- 2 dientes de ajo, triturados
- 1 chile chipotle en salsa de adobo, triturado
- 1¼ libras de bistec de falda
- 1 cucharadita de comino molido
- 1 aguacate pequeño, sin semilla, pelado y cortado en rodajas
- ½ taza de crema agria desgrasada o yogur griego
- ½ taza de cilantro fresco picado

Calienta 1 cucharada de aceite en un sartén grande no adherente a fuego medio-alto. Añade la cebolla y los pimientos y saltéalos por unos 10 minutos o hasta que los vegetales estén suaves. Añade el ajo y el chile chipotle. Traslada la mezcla a un tazón mediano y cúbrelo con papel de aluminio para mantenerlo caliente.

*(continúa)*

Frota el bistec por ambos lados con el comino. Añade la cucharada restante de aceite en el mismo sartén utilizado para cocinar los vegetales y caliéntalo a fuego medio-alto. Añade el bistec y cocínalo 4 minutos por cada lado a fuego medio. Trasládalo a una tabla de cortar y tápalo con papel de aluminio durante 10 minutos para que repose. Cuando el bistec haya reposado, córtalo en lascas de ½ pulgada de grosor en contra de la fibra.

Dispón 4 platos. Coloca cantidades iguales de vegetales en cada plato y cúbrelos con lascas del bistec y las rodajas de aguacate. Cubre cada porción con 2 cucharadas de crema agria y el cilantro fresco.

POR CADA PORCIÓN: Proteína: 4, Vegetales: 1, Grasas saludables: 1

## Camarones de Veracruz sobre arroz de coliflor  *4 porciones*

▶ (ELIMINACIÓN DE GRANOS y AYUNO LIMPIO DE 16 HORAS)

El arroz de coliflor se puede comprar en diversas tiendas, incluyendo Trader Joe's, que lo vende en bolsas congeladas. O puedes hacerlo utilizando un procesador de alimentos o un rallador de queso para rallar finamente la coliflor, omitiendo el tallo y las hojas.

2 cucharadas de aceite de oliva

1 cebolla grande, picada

2 cucharaditas de jalapeño triturado

2 tazas de tomates frescos cortados en cuadritos

½ taza de consomé de mariscos o caldo de pollo bajo en sal

2 dientes de ajo, triturados

2 cucharadas de alcaparras, picadas gruesas

2 cucharaditas de orégano fresco triturado

1 paquete (12 onzas) de arroz de coliflor, fresco o congelado

1¼ libras de camarones medianos, pelados y sin las tripas

Calienta una cucharada de aceite en un sartén grande de saltear, a fuego medio. Añade la cebolla y el jalapeño y saltéalos durante 8 minutos o hasta que la cebolla esté dorada. Añade los tomates, el consomé, el ajo, las alcaparras y el orégano, revolviendo. Reduce el fuego a lento y cocina por 10 minutos.

Calienta un sartén mediano no adherente a fuego medio-bajo. Añade la cucharada restante de aceite y el arroz de coliflor, tapa el sartén y cocina, revolviendo ocasionalmente, durante unos 5 minutos o hasta que el arroz de coliflor esté tierno.

Añade los camarones a la mezcla de tomate y cocínala de 1 a 2 minutos o hasta que los camarones estén hechos.

Dispón 4 platos. Coloca porciones iguales del arroz de coliflor en cada plato y cúbrelo con la mezcla de camarones.

**POR CADA PORCIÓN:** Proteína: 4, Vegetales: 3, Grasas saludables: ½

## Tacos de cerdo abiertos con ensalada de repollo y piña picante *porciones 4*

▶ **(AYUNO LIMPIO DE 16 HORAS)**

Los restaurantes en toda la Ciudad de México sirven tacos abiertos, como estos tacos picantes de cerdo cubiertos con una ensalada de repollo y piña dulce y crujiente.

**PARA LOS TACOS:**

- 4 tortillas de maíz (6 pulgadas cada una)
- 1¼ libras de lomo de cerdo
- 1 cucharada de aceite de oliva
- 1 cucharadita de cilantro molido
- 1 cucharadita de comino molido

**PARA LA ENSALADA DE REPOLLO Y PIÑA:**

- 2 tazas de repollo cortado en tiras finas
- 1 taza de piña fresca cortada en cuadritos
- 1 cucharada de aceite de oliva
- 1 aguacate pequeño, sin semilla, pelado y cortado en cuadros
- 1 chile serrano, sin tallo, sin semillas y triturado
- ¼ taza de cilantro fresco picado
- 2 cebolletas, en rodajas finas
- 1 cucharada de jugo de lima fresco

Para hacer los tacos, coloca un sartén grande a fuego medio-alto. Cuando esté caliente, añádele una tortilla. Cocínala 25 segundos por cada lado o hasta que esté ampollada en ambos lados. Haz lo mismo con las demás tortillas y envuélvelas todas en papel de aluminio para que se mantengan calientes.

*(continúa)*

Coloca una rejilla de horno al nivel más alto y enciende el asador. Recorta cualquier grasa visible del lomo y quítale la piel plateada. Coloca el cerdo en un asador forrado de papel de aluminio y cúbrelo con el aceite. Mezcla el cilantro y el comino en un pequeño tazón y espolvoréalo sobre el lomo. Asa el cerdo durante 10 minutos por cada lado. (La carne estará rosada pero cocinada completamente). Trasládalo a una tabla de cortar y cúbrelo con papel de aluminio para que repose durante 5 minutos antes de cortarlo en lascas.

Para hacer la ensalada de repollo y piña, coloca el repollo y la piña en un tazón mediano y mézclalos ligeramente. Añade el aceite, el aguacate, el chile serrano, el cilantro, las cebolletas y el jugo de lima. Mezcla todo ligeramente.

Dispón 4 platos. Coloca una tortilla de maíz en cada plato y cubre cada una con una porción de ensalada de repollo y piña. Cubre el repollo con lascas de cerdo y come los tacos abiertos con tenedor y cuchillo.

**POR CADA PORCIÓN**: Proteína: 4, Vegetales: 1, Granos: 1, Grasas saludables: 1

## *Feijoada* brasileña  *4 porciones*

▶ (ELIMINACIÓN DE GRANOS y AYUNO LIMPIO DE 16 HORAS)

La *kielbasa* (salchicha) de pavo baja en grasa reemplaza los grasosos cortes de cerdo y carne que se usan normalmente en este plato latino. Las acelgas salteadas, que hemos añadido al guiso, a menudo se sirven como acompañantes.

2 cucharadas de aceite de oliva

1 cebolla mediana, picada

1 cucharadita de tomillo seco

1 taza de caldo de pollo bajo en sal

2 dientes de ajo, triturados

2 tazas de acelga picada

½ libra de *kielbasa* (salchicha) de pavo ahumado, cortada en rodajas

2 latas (15 onzas cada una) de frijoles negros, enjuagados y escurridos

Calienta el aceite en un sartén grande a fuego medio-alto. Añádele la cebolla y el tomillo y saltéalos 5 minutos hasta que la cebolla se dore. Añade el caldo, el ajo, la acelga, la *kielbasa* y los frijoles. Cocina a fuego lento, tapando el sartén parcialmente y revolviendo ocasionalmente, durante 45 minutos.

Divide la *feijoada* en 4 tazones de sopa o pasta.

**POR CADA PORCIÓN**: Proteína: 4, Vegetales: 1, Grasas saludables: ½

## Ceviche de camarones cargados  *4 porciones*

▸ (ELIMINACIÓN DE GRANOS y AYUNO LIMPIO DE 16 HORAS)

Esto puede servirse como almuerzo, aperitivo o incluso en un cóctel de una reunión festiva.

- 1 libra de camarones pequeños cocinados y pelados
- 1 taza de tomates frescos cortados en cuadritos
- 1 taza de pepino cortado en cuadritos
- 1 taza de jícama cortada en cuadritos
- 1 pimiento amarillo, cortado en cuadritos
- 1 pequeño chile serrano, sin tallo, sin semillas y triturado
- 1 aguacate mediano, sin semilla, pelado y cortado en cuadritos
- ½ taza de maíz cocido
- ¼ taza de cebolla roja picada
- ¼ taza de cilantro fresco picado
- Jugo de 1 lima
- ¼ cucharadita de sal

Combina los camarones, los tomates, el pepino, la jícama, el pimiento, el chile serrano, el aguacate, el maíz, la cebolla y el cilantro en un tazón mediano.

Añade el jugo de lima y la sal y mezcla ligeramente.

Sirve porciones abundantes y parejas del ceviche en 4 copas o tazones.

**POR CADA PORCIÓN**: Proteína: 4, Vegetales: 2, Grasas saludables: 1

# Frijoles latinos y quinua con huevos poché  *4 porciones*

▶ (AYUNO LIMPIO DE 16 HORAS)

La quinua tiene una capa natural llamada saponina, que si no se elimina mediante enjuague puede darle al grano un sabor amargo y jabonoso.

- 2 cucharadas de aceite de oliva
- 1 cebolla mediana, picada
- 1 pimiento verde, picado
- 1 pimiento rojo, picado
- 1 jalapeño, sin tallo, cortado por la mitad a lo largo y sin semillas
- 1 cucharadita de tomillo seco
- 1½ tazas de caldo de pollo bajo en sal
- 1 cucharadita de chile en polvo
- 1 cucharadita de comino molido
- 2 latas (15 onzas cada una) de frijoles rojos, enjuagados y escurridos
- 1 taza de quinua, enjuagada y escurrida en un colador de malla fina
- 2 dientes de ajo, triturados
- 4 huevos
- ½ taza de cilantro fresco picado
- 1 taza de salsa, fresca o de un frasco

Calienta el aceite en una olla mediana a fuego medio. Añade la cebolla, los pimientos, el jalapeño y el tomillo y cocina todo unos 5 minutos o hasta que los vegetales comiencen a suavizarse. Añade el caldo, el chile en polvo y el comino, raspando los pedacitos dorados que se pegan en el fondo de la olla. Añade los frijoles rojos, la quinua y el ajo, revolviendo. Déjalo hervir y luego reduce el fuego a lento, tapa la olla y cocina de 12 a 15 minutos, o hasta que el caldo sea absorbido y la quinua esté tierna. Revuelve la quinua con un tenedor, tapa la olla y deja reposar. Si lo deseas, descarta las mitades del jalapeño.

Coloca un sartén grande con un tercio de agua sobre el fuego. Hierve el agua, reduce el fuego a medio y rompe y añade los huevos uno a uno al agua. Hierve los huevos unos 3 minutos o hasta que el centro esté todavía líquido.

Divide la quinua en 4 platos. Coloca un huevo poché y un poco de cilantro encima de cada porción. Sirve la salsa a un lado.

POR CADA PORCIÓN: Proteína: 3, Vegetales: 2, Granos: 1, Grasas saludables: ½

## Arroz con pollo *4 porciones*

▶ (AYUNO LIMPIO DE 16 HORAS)

Este plato tradicional tiene docenas de variantes dependiendo de quién lo haga y dónde. Esta versión usa arroz integral, que le añade fibra al plato. Añádele salsa picante al gusto.

- 2 cucharadas de aceite de oliva
- 1 cebolla mediana, picada
- 1 pimiento verde, picado
- 1 taza de caldo de pollo bajo en sal
- 1 lata (14,5 onzas) de tomates en cuadritos
- 2 tazas de arroz integral cocinado (⅔ taza sin cocinar)

- 1¼ libras de pechugas de pollo deshuesadas, sin piel, cortadas en trozos
- 3 dientes de ajo, triturados
- 6 jalapeños enteros en escabeche, triturados
- 2 tazas de guisantes congelados

Calienta el aceite en un sartén grande a fuego medio-alto. Añade la cebolla y el pimiento y saltéalos durante 6 minutos o hasta que la cebolla se dore. Añade el caldo, los tomates, el arroz integral cocinado, el pollo, el ajo y los jalapeños, revolviendo. Deja hervir y luego reduce el fuego a lento, tápalo parcialmente y deja cocinar durante 10 minutos. Añádele los guisantes y cocina 5 minutos más para calentarlo. Deja reposar 5 minutos.

Divide el arroz con pollo en 4 platos.

POR CADA PORCIÓN: Proteína: 4, Vegetales: 3, Granos: 1, Grasas saludables: ½

## Fajitas de cerdo con salsa crema  *4 porciones*

▶ (AYUNO LIMPIO DE 16 HORAS)

El lomo de cerdo es tan magro que cuando se corta en tiras se cocina muy rápidamente.

**PARA LA SALSA CREMA:**

1 recipiente individual de yogur griego sin sabor y desgrasado

¼ taza de salsa preparada

**PARA LAS FAJITAS:**

4 tortillas (6 pulgadas cada una) de maíz o de harina de grano entero

1¼ libras de lomo de cerdo magro, cortado en tiras de 2 pulgadas de largo y ¼ pulgada de grosor

1½ cucharaditas de chile en polvo

1 cucharadita de comino molido

1 cucharadita de ajo en polvo

2 cucharadas de aceite de oliva

1 pimiento rojo, cortado en tiras

1 pimiento amarillo, cortado en tiras

1 cebolla grande, cortada a lo largo en rodajas

1 aguacate mediano, sin semilla, pelado y cortado en rodajas

Para hacer la salsa crema, combina el yogur y la salsa en un tazón pequeño.

Para hacer las fajitas, coloca un sartén grande no adherente a fuego medio-alto. Cuando se caliente, añade una tortilla para que se cocine unos 5 segundos por cada lado hasta que esté caliente. Haz lo mismo con las demás tortillas. Envuélvelas en papel de aluminio para que se mantengan calientes.

Coloca las tiras de cerdo en un tazón mediano y mézclalas con el chile en polvo, el comino y el ajo en polvo.

Calienta el aceite en el sartén grande no adherente a fuego medio-alto. Añade los pimientos y la cebolla y cocínalos 6 minutos hasta que los vegetales se ablanden. Añade el cerdo y cocínalo de 4 a 5 minutos o hasta que esté rosado y cocinado completamente.

Dispón 4 platos y coloca una tortilla en cada plato. Coloca una porción de la mezcla de cerdo sobre cada tortilla, seguido de lascas de aguacate y terminado con la salsa crema. Enrolla la tortilla y disfruta.

**POR CADA PORCIÓN**: Proteína: 4, Vegetales: 1, Granos: 1, Grasas saludables: 1½

## Pimientos rellenos latinos  *4 porciones*

▶ (AYUNO LIMPIO DE 16 HORAS)

Cada familia tiene su propia receta para los pimientos rellenos. Aquí hemos reemplazado algunas de las carnes que se encuentran en las recetas típicas, con frijoles pintos.

- 2 cucharadas de aceite de oliva
- ½ taza de cebolla picada
- 1 libra de pechuga de pavo molido
- 2 tazas de salsa, fresca o de frasco
- ½ taza de granos de maíz congelados
- 1 taza de frijoles pintos en lata, enjuagados y escurridos

- 1½ tazas de arroz integral cocinado (½ taza sin cocinar)
- 1 cucharadita de chile en polvo
- 1 cucharadita de comino molido
- ¼ cucharadita de sal
- 4 pimientos amarillos, sin semillas, cortados por la mitad a lo largo
- ½ taza de queso *cheddar* ahumado rallado

Precalienta el horno a 350°F.

Calienta el aceite en un sartén grande no adherente a fuego medio-alto. Añade la cebolla y el pavo molido y saltea unos 10 minutos, o hasta que el pavo esté totalmente cocinado. Añade ¾ taza de la salsa, el maíz, los frijoles pintos, el arroz integral cocinado, el chile en polvo, el comino y la sal.

Coloca las mitades de los pimientos en una bandeja de horno de 9 × 13 pulgadas y llena cada mitad con la mezcla de pavo. Cubre la bandeja con papel de aluminio y hornea durante 1 hora. Remueve el papel de aluminio y esparce el queso *cheddar* sobre los pimientos. Regresa la bandeja al horno y hornea unos 10 minutos más o hasta que el queso se haya derretido.

Dispón 4 platos y coloca 2 mitades de pimiento en cada plato. Sirve con las restantes 1¼ tazas de salsa, caliente si así lo si deseas.

POR CADA PORCIÓN: Proteína: 4, Vegetales: 3, Granos: ½, Grasas saludables: ½

## Pargo rojo asado con *chutney* de mango fresco  *4 porciones*

▶ (ELIMINACIÓN DE GRANOS y AYUNO LIMPIO DE 16 HORAS)

Esta es una receta muy versátil en la que puedes usar cualquier fruta madura y jugosa en lugar del mango (como piña o papaya) y pollo o incluso lomo de cerdo en vez de pescado.

**PARA EL *CHUTNEY*:**

- 1 mango grande
- 1 pimiento rojo, picado
- 1 cucharadita de jalapeño triturado
- ¼ taza de cilantro fresco picado
- Jugo de 1 lima
- ¼ cucharadita de comino molido

**PARA EL PARGO:**

- 1¼ libras de pargo o cualquier otro pescado blanco en filetes
- 2 cucharaditas de aceite de oliva
- ½ cucharadita de ajo en polvo
- ¼ cucharadita de sal

Para hacer el *chutney*, corta el mango a lo largo por ambos lados de la semilla para formar tres pedazos: dos mitades y una sección central con la semilla. Para cada una de las mitades, corta a través de la pulpa con un cuchillo afilado (sin atravesar la cáscara) en un patrón de rayas cruzadas. Utilizando una cuchara, saca la fruta en cuadros y colócala en un pequeño tazón. Quita la piel de la sección central restante y corta la fruta alrededor de la semilla en trozos pequeños. Añádela al tazón. Añade el pimiento, el jalapeño, el cilantro, el jugo de lima y el comino. Mezcla todo ligeramente para combinarlo.

Para hacer el pescado, coloca una rejilla de horno al nivel más alto y enciende el asador. Coloca el pargo con el lado de la piel hacia abajo en una bandeja de horno cubierta con papel de aluminio. Frota el pescado con el aceite y espolvoréalo con el ajo en polvo y la sal. Ásalo durante 10 a 12 minutos o hasta que el pescado comience a deshacerse fácilmente. Inserta una espátula debajo del pescado; la piel debe quedarse pegada al papel de aluminio.

Divide el pescado en 4 platos y cúbrelo con el *chutney* de mango fresco.

**POR CADA PORCIÓN:** Proteína: 4, Vegetales: 1

# Tostadas españolas con tomate  *4 porciones*

▶ (AYUNO LIMPIO DE 16 HORAS)

Las tostadas con tomate, conocidas como pan con tomate, se sirven en cafés en toda España, particularmente en la primera comida del día. Aquí le hemos añadido proteína con los frijoles blancos y el queso español.

- 12 rebanadas (½ pulgada de grosor) de una baguette integral (guarda el pan que quede para otro uso)
- 2 cucharadas de aceite de oliva
- 2 tomates medianos, cortados a la mitad horizontalmente

- 2 dientes de ajo, cortados a la mitad
- 1 lata (15 onzas) de frijoles blancos, enjuagados y escurridos
- 4 onzas de queso Manchego, rallado

Precalienta el horno a 400°F.

Coloca las rebanadas de pan en una bandeja de horno. Frota ambos lados de cada rebanada con el aceite de oliva. Hornéalas alrededor de 8 minutos o hasta que el pan esté crujiente y ligeramente dorado.

Mientras tanto, con un rallador de caja, ralla cada mitad de los tomates en un tazón grande descartando la piel. Traslada la pulpa de tomate a un colador de malla fina para escurrirlo.

Cuando el pan esté tostado, frota el ajo cortado por el borde de cada rebanada. Dispón 4 platos y coloca 3 tostadas en cada uno. Con una cuchara, sirve una porción de la pulpa de tomate sobre cada tostada y cúbrela con frijoles y el queso Manchego.

POR CADA PORCIÓN: Proteína: 2, Vegetables: 1, Granos: 1, Grasas saludables: ½

## Camarones con ajo y lima  *4 porciones*

▶ (ELIMINACIÓN DE GRANOS y AYUNO LIMPIO DE 16 HORAS)

El ajo, la lima y los camarones combinan bien para preparar un delicioso plato que es fabuloso sobre puré de calabaza, arroz de coliflor o quinua.

- 2 cucharadas de aceite de oliva
- 1 cebolla mediana, cortada
- 1¼ libras de camarones grandes, pelados y sin tripa
- 6 dientes de ajo, triturados
- 8 tazas de hojas de espinacas tiernas
- ¼ cucharadita de sal
- ¼ cucharadita de hojuelas de pimiento rojo
- 1 cucharada de jugo de lima fresco
- ¼ taza de cilantro fresco picado

Calienta el aceite en un sartén grande a fuego medio-alto. Añade la cebolla y saltéala 5 minutos o hasta que esté dorada. Añade los camarones, el ajo, la espinaca, la sal y las hojuelas de pimiento y cocina de 2 a 3 minutos o hasta que los camarones estén bien cocinados. Reduce el fuego a lento y añádele el jugo de lima y revuelve.

Divide la mezcla de camarones en 4 platos y espolvorea con el cilantro.

POR CADA PORCIÓN: Proteína: 4, Vegetales: 2, Grasa saludable: ½

## Guiso catalán de pescado  *4 porciones*

▶ (ELIMINACIÓN DE GRANOS y AYUNO LIMPIO DE 16 HORAS)

El azafrán y las almendras le dan a este guiso riqueza y profundidad, mientras que el dulzor del jerez balancea el salobre de los mariscos.

- 2 cucharadas de aceite de oliva
- 1 cebolla mediana, picada
- 1 tomate mediano, cortado en cuadritos
- 1 pizca de azafrán
- 3 tazas de caldo de pollo o consomé de pescado bajo en sal
- ¼ taza de crema de jerez
- 1 libra de papas cerosas, cortadas en cuartos y en rodajas
- 12 almejas pequeñas (Manila, Littleneck o Cherrystone)
- 10 almendras con cáscara
- 2 dientes de ajo
- ¼ taza de perejil fresco picado
- ½ libra de filetes de pescado blanco y firme sin piel (merluza, bacalao o *halibut*), cortados en trozos
- ½ libra de camarones medianos, pelados y sin tripa

Calienta el aceite en una cacerola de sopa a fuego medio. Añade la cebolla y saltéala 5 minutos hasta que esté dorada. Añade el tomate y el azafrán, revolviendo, y saltea 5 minutos más para descomponer el azafrán.

Añade el caldo, el jerez y las papas. Deja que la mezcla hierva, reduce el fuego a lento y cocina 15 minutos. Añade las almejas, tapa la olla y cocina 10 minutos más, o hasta que las almejas se abran.

Coloca las almendras, el ajo y el perejil en un procesador de alimentos y procésalos hasta que estén molidos. Añade esta mezcla al guiso junto con el pescado y los camarones, revolviendo. Cocina 1 a 2 minutos o hasta que los mariscos estén cocinados completamente.

Sirve el guiso en 4 tazones de sopa grandes o platos de pasta.

**POR CADA PORCIÓN**: Proteína: 4, Vegetales: 3, Nueces/semillas: 0 (la cantidad es tan pequeña que la llamaremos 0), Grasas saludables: ½

## Quesadillas picantes de queso y frijoles refritos  *4 porciones*

▶ (AYUNO LIMPIO DE 16 HORAS)

Las tortillas de grano entero les agregan fibra a estos aperitivos de queso y frijoles.

- 1 lata (16 onzas) de frijoles refritos vegetarianos
- 2 cucharaditas de comino molido
- 1 cucharadita de salsa picante
- 4 tortillas (12 pulgadas cada una) de harina de grano entero

- 1 frasco (6 onzas) de pimientos rojos asados cortados, escurridos
- 1 taza de queso Jack rallado
- 1 taza de salsa, fresca o de frasco

Combina los frijoles refritos, el comino y la salsa picante en un pequeño tazón.

Úntale a cada tortilla una cuarta parte de la mezcla de frijoles.

Acomoda algunos pimientos rojos asados sobre los frijoles.

Espolvorea queso Jack sobre los pimientos.

Dobla cada tortilla en mitades para crear la forma de una media luna.

*(continúa)*

Coloca un sartén grande no adherente sobre fuego medio. Cocina 2 quesadillas a la vez, de 2 a 3 minutos por cada lado o hasta que se doren.

Sirve cada quesadilla en un plato con un poco de salsa.

**POR CADA PORCIÓN**: Proteína: 2, Granos: 2

## Chuletas de pollo con pico de gallo de vegetales  *4 porciones*

▶ (ELIMINACIÓN DE GRANOS y AYUNO LIMPIO DE 16 HORAS)

Aunque el pico de gallo es similar a la salsa, típicamente contiene menos líquido. Esta versión está repleta de vegetales y aguacate.

1 taza de tomates frescos picados

½ taza de granos de maíz, frescos o congelados (descongelados)

½ taza de jícama picada

½ taza de calabacín picado

½ taza de cilantro fresco picado

¼ taza de cebolla triturada

1 aguacate pequeño, sin semilla, pelado y cortado en cuadros

1 cucharada de jugo de lima fresco

¼ cucharadita de sal

2 cucharadas de aceite de oliva

4 pechugas de pollo (5 onzas cada una; 1¼ libras total) deshuesadas y sin piel

1 clara de huevo

¼ taza de harina

Combina los tomates, el maíz, la jícama, el calabacín, el cilantro, la cebolla, el aguacate, el jugo de lima, la sal y 1 cucharada de aceite en un tazón pequeño. Mézclalo todo.

Coloca cada pechuga de pollo entre dos pedazos grandes de envoltura plástica y aplástalas con un mazo o el fondo de un sartén pesado hasta que se reduzcan a un grosor de ¼ pulgada.

Coloca la clara de huevo en un pequeño tazón y bátela hasta que esté espumosa. Coloca la harina parejamente en un plato grande.

Frota ambos lados de las chuletas con clara de huevo y cúbrelas con harina. Sacude la harina sobrante (descarta la harina que no uses). Calienta la cucharada de aceite restante en un sartén grande no adherente sobre fuego medio. Coloca las chuletas en el sartén e inmediatamente dalas vuelta para rociar el otro lado con aceite. Cocina cada lado de 2 a 3 minutos o hasta que las chuletas estén ligeramente doradas y bien cocinadas.

Dispón 4 platos, coloca una chuleta en cada uno y cúbrela con una porción de la mezcla de pico de gallo.

**POR CADA PORCIÓN**: Proteína: 4, Vegetales: 1, Grasas saludables: 1

## Tazón de burrito de vegetales  *4 porciones*

▶ (ELIMINACIÓN DE GRANOS y AYUNO LIMPIO DE 16 HORAS)

Fácil de preparar, fresco y delicioso. Este plato de vegetales se presta bien para un almuerzo saludable para llevar.

- 2 cucharadas de aceite de oliva
- 2½ cucharadas de jugo de lima fresco
- 1 diente de ajo, triturado
- ¼ cucharadita de comino molino
- 8 tazas de lechuga romana picada
- 2 tazas de frijoles negros en lata, enjuagados y escurridos
- 2 tazas de granos de maíz, frescos o congelados (descongelados)
- 1 aguacate pequeño, sin semilla, pelado y en cuadritos
- 1 pimiento rojo, picado
- ½ taza de salsa, picante o regular, fresca o de frasco
- ¾ taza de queso Monterey Jack rallado

Combina el aceite, el jugo de lima, el ajo y el comino en un tazón pequeño. Ponlo a un lado.

Dispón 4 tazones grandes. Coloca dos tazas de lechuga romana en cada tazón seguidas de ½ taza de frijoles negros, ½ taza de maíz, un cuarto del aguacate, un cuarto del pimiento, 2 cucharadas de la salsa y ¼ del queso.

Vierte partes iguales del aderezo en cada porción.

**POR CADA PORCIÓN**: Proteína: 2, Vegetales: 3, Grasas saludables: 1

# Tacos de pescado picante con ensalada de repollo y aguacate frío  *4 porciones*

▶ (AYUNO LIMPIO DE 16 HORAS)

Estos tacos se preparan en tiempo récord. También son buenos con camarones y pollo. Sírvelos con tu salsa picante favorita.

**PARA LA ENSALADA DE REPOLLO:**

- 1 aguacate mediano, pelado y sin semilla
- 1 recipiente individual de yogur griego, sin sabor y sin grasa
- 1 cucharada de jugo de lima fresco
- ¼ taza de cilantro fresco picado
- ¼ cucharadita de sal
- 2 tazas de repollo rojo en rebanadas

**PARA LOS TACOS:**

- 8 tortillas de maíz (6 pulgadas cada una)
- 1 cucharadita de chile en polvo
- 1 cucharadita de ajo en polvo
- 1¼ libras de salmón sin piel o pescado blanco firme (*halibut* o bacalao) en filetes
- 1 cucharada de aceite de oliva

Para hacer la ensalada de repollo, aplasta el aguacate en un tazón mediano. En otro tazón, mezcla el yogur, el jugo de lima, el cilantro y la sal. Añade el repollo al tazón con aguacate y mezcla todo antes de cubrir con el aderezo de yogur.

Para hacer los tacos, coloca un sartén grande no adherente a fuego medio-alto. Cuando esté caliente, añade una tortilla y cocínala unos 25 segundos por cada lado o hasta que esté ampollada. Haz lo mismo con las demás tortillas. Envuélvelas en papel de aluminio para que se mantengan calientes.

Combina el chile en polvo y el ajo en polvo en un tazón pequeño. Cubre el pescado con la mezcla de especias.

Calienta el aceite en un sartén grande no adherente sobre fuego medio-alto. Añade el pescado y cocínalo durante 5 minutos. Dalo vuelta y cocínalo 4 minutos más o hasta que el pescado se haya cocinado completamente. Traslada los filetes a un plato. Córtalos en 8 pedazos.

Dispón 4 platos, coloca 2 tortillas en cada uno y cubre cada una con una porción de la ensalada de repollo y el pescado.

**POR CADA PORCIÓN:** Proteína: 4, Vegetales: 1, Granos: 2, Grasas saludables: 1½

## Lomo de cerdo con mojo de frijoles negros  *4 porciones*

▶ (ELIMINACIÓN DE GRANOS y AYUNO LIMPIO DE 16 HORAS)

El mojo describe una variedad de salsas picantes hechas en países como Cuba, España y Portugal. Esta combina frijoles negros y naranja para cubrir el cerdo con algo sabroso.

**PARA EL MOJO:**

2 cucharadas de aceite de oliva

2 dientes de ajo, triturados

¼ cucharadita de comino molido

¼ cucharadita de orégano seco

1 cucharada de jugo de lima fresco

1 lata (15 onzas) de frijoles negros, enjuagados y escurridos

1 naranja, pelada, separada en secciones y cortada en pedazos pequeños

2 cucharadas de cilantro fresco picado

**PARA EL CERDO:**

1¼ libras de lomo de cerdo

Para preparar el mojo, calienta una cucharada de aceite en un pequeño sartén no adherente sobre fuego medio-bajo. Añade el ajo, el comino y el orégano y saltéalo todo ligeramente durante 1 minuto. Añade el jugo de lima, revuelve y apaga el fuego.

Coloca los frijoles negros, la naranja y el cilantro en un tazón y agrégale la mezcla de ajo.

Para preparar el cerdo, coloca una rejilla de horno al nivel más alto y enciende el asador. Recorta cualquier grasa visible del lomo y la piel de grasa plateada. Coloca el cerdo en una bandeja de horno forrada de papel de aluminio y cubre la carne con la cucharada restante de aceite. Asa el cerdo durante 10 minutos por cada lado. (La carne estará rosada pero cocinada completamente). Trasládalo a una tabla de cortar y tápalo con papel de aluminio por 5 minutos para que repose.

Corta el cerdo en rodajas finas y divídelas en 4 platos. Con una cuchara, sirve el mojo de frijoles negros sobre cada porción.

POR CADA PORCIÓN: Proteína: 5, Grasas saludables: ½

## Aguacates súper rellenos  *4 porciones*

▶ (ELIMINACIÓN DE GRANOS y AYUNO LIMPIO DE 16 HORAS)

Estos aguacates, ricos y mantecosos, estan rellenos con una mezcla radiante y fresca de saludables vegetales. El queso les agrega una bienvenida nota de sabor y las semillas les añaden un elemento crujiente.

1 taza de granos de maíz, frescos o congelados

1 lata (14 onzas) de palmitos en rodajas, escurridos

1 pimiento rojo, cortado en cuadritos

¼ taza de cilantro fresco picado

2 cucharadas de aceite de oliva

1 cucharada de jugo de lima fresco

½ taza de salsa, fresca o de frasco

8 tazas de lechuga romana cortada en trozos

2 aguacates medianos, pelados y sin semilla

¼ taza de queso fresco desmoronado

¼ taza de semillas de calabaza tostadas y peladas

Combina el maíz (descongelado si usas congelado), los palmitos, el pimiento, el cilantro, el aceite de oliva, el jugo de lima y la salsa en un tazón mediano. Revuelve para mezclar bien.

Dispón 4 platos y coloca 2 tazas de la lechuga romana en cada uno. Acomoda la mitad de un aguacate sin semilla con el interior hacia arriba en cada una de las camas de lechuga en los platos. Llena cada mitad de aguacate con porciones iguales de la mezcla de maíz. Cubre con 1 cucharada de queso fresco y las semillas de calabaza tostadas.

POR CADA PORCIÓN: Proteína: 0 (la cantidad es tan pequeña que diremos que es 0), Vegetales: 3, Nueces/semillas: ½, Grasas saludables: 2

## Hamburguesas de pavo de chile con "panes" de sombrero de champiñón  *4 porciones*

▶ (ELIMINACIÓN DE GRANOS y AYUNO LIMPIO DE 16 HORAS)

Sí, es un poco sorprendente crear panes de hamburguesa con sombreros de champiñón, pero funciona y resulta en un delicioso sustituto sin granos de los panes hechos con harina.

1¼ libras de pechuga de pavo molido

½ taza de cebolla en cuadritos

2 cucharadas de chile verde en lata, escurrido

1 cucharadita de comino molido

½ cucharadita de sal

8 sombreros de champiñón portobello del tamaño de "panes", sin tallos

2 cucharadas de aceite de oliva

4 rebanadas (1 onza cada una) de queso Jack

4 rodajas de tomate

Salsa picante, para servir

Combina el pavo molido, la cebolla, los chiles, el comino y la sal en un tazón mediano y mezcla todo bien para que se una. Divide la mezcla en cuatro porciones iguales y fórmalas como medallones del ancho de los sombreros de champiñón.

Calienta un sartén grande no adherente sobre fuego medio-alto. Frota los sombreros de champiñón con 1 cucharada de aceite y colócalos en el sartén. Cocínalos por 6 minutos, dales vuelta y cocínalos otros 6 minutos, o hasta que los sombreros estén jugosos y bien cocinados. Pasa los sombreros a una bandeja.

Añade la cucharada restante de aceite al mismo sartén que usaste para cocinar los sombreros y caliéntalo a fuego medio. Añade los medallones de carne, cocínalos durante 5 minutos, dalos vuelta, y cocínalos 2 minutos más.

Coloca una rebanada de queso sobre cada medallón de carne. Cubre el sartén, reduce el fuego a lento y cocina las hamburguesas de 1 a 2 minutos más o hasta que estén bien cocinadas y el queso esté derretido.

Dispón 4 platos. Coloca un "pan" de portobello con el lado del tallo hacia arriba en cada plato, agrega encima una hamburguesa. Coloca una rodaja de tomate arriba de cada hamburguesa seguido de un "pan" de portobello. Sírvelos con salsa picante y abundantes servilletas.

POR CADA PORCIÓN: Proteína: 5, Vegetales: 1

## Sándwich neocubano  *4 porciones*

▶ (AYUNO LIMPIO DE 16 HORAS)

Hemos enriquecido este tradicional favorito con vegetales saludables que te dejarán saciado.

- 2 cucharadas de aceite de oliva
- 1 cebolla grande, cortada a la mitad y en rodajas finas
- 8 rebanadas de pan integral
- Espray para cocinar
- 8 cucharaditas de mostaza preparada

- 8 rebanadas (1 onza cada una) de pechuga de pavo cocinada (de la sección del *deli*)
- 4 rebanadas (1 onza cada una) de queso suizo
- 8 lascas de pepinillo escabechado cortadas para sándwich
- 1 taza de berro o espinaca tierna cortada en trozos
- 8 rebanadas de tomate

Calienta 1 cucharada de aceite en un sartén pequeño a fuego medio-alto. Añade la cebolla y saltéala unos 8 minutos o hasta que se dore.

Coloca las rebanadas de pan lado a lado sobre una superficie y rocía un lado con espray para cocinar. Dales vuelta y úntale a cada una 1 cucharadita de mostaza.

Sobre cada una de las 4 rebanadas de pan, coloca estas capas: 2 rebanadas de pavo, 1 rebanada de queso suizo, una porción de cebolla cocinada y pepinillo cortado, ¼ taza de berro y 2 rebanadas de tomate. Coloca encima las 4 rebanadas de pan restantes con la mostaza hacia abajo.

Calienta la cucharada restante de aceite en un sartén grande no adherente sobre fuego medio. Coloca los sándwiches en el sartén. Coloca un sartén grande encima de los sándwiches y cocina durante 4 minutos. Retira el sartén, da vuelta a los sándwiches y repite el proceso del otro lado, cocinándolos otros 4 minutos.

Corta cada sándwich en dos mitades y sírvelos.

POR CADA PORCIÓN: Proteína: 3, Vegetales: 1, Granos: 2, Grasas saludables: ½

# Enchiladas al horno con vegetales asados  *4 porciones*

▶ (AYUNO LIMPIO DE 16 HORAS)

Estas requieren un poco de preparación, pero una vez que están en el horno, tu tarea está terminada. Se recalientan muy bien y son sabrosas también frías.

Espray para cocina

1 libra de boniatos, sin pelar y cortados en cuadritos

2 pimientos rojos, cortados en tiras delgadas

1 cebolla roja grande, cortada en tiras

1 cucharada de aceite de oliva

1 cucharadita de coriandro molido

1 cucharadita de comino molido

½ cucharadita de sal

3 dientes de ajo, triturados

8 tortillas de maíz (6 pulgadas cada una)

1½ tazas de queso Pepper Jack rallado

4 tazas de salsa preparada, regular o picante, fresca o de frasco

Precalienta el horno a 400°F.

Rocía una bandeja grande de asar y una bandeja de horno de 9 × 13 pulgadas con espray para cocinar.

Combina los boniatos, los pimientos y la cebolla en un tazón mediano. Añade el aceite, el coriandro, el comino y la sal y mezcla todo para recubrir. Traslada los vegetales a la bandeja de asar preparada y hornéalos durante 40 minutos, dándoles vuelta ocasionalmente, o hasta que los vegetales estén suaves y dorados.

Saca los vegetales del horno, agrega el ajo, y mezcla bien. Deja el horno encendido, pero reduce la temperatura a 350°F.

Coloca un sartén mediano no adherente sobre fuego medio. Añade una tortilla y cocínala de 8 a 10 segundos por cada lado, o hasta que la tortilla esté suave y caliente.

Coloca la tortilla en una superficie plana y, con una cuchara, vierte ⅛ de la mezcla de vegetales formando una franja en el medio de la tortilla. Cúbrela con 2 cucharadas de queso Pepper Jack. Enrolla la tortilla y colócala con el lado de la unión hacia abajo en la bandeja de horno preparada. Repite para completar un total de 8 enchiladas. Vierte 2 tazas de la salsa sobre las enchiladas. Hornéalas 20 minutos.

*(continúa)*

Espolvorea la ½ taza de queso restante por encima de las enchiladas y hornea 5 minutos más.

Dispón 4 platos, coloca 2 enchiladas en cada uno y sírvelas con las 2 tazas restantes de salsa. Caliéntala si quieres.

POR CADA PORCIÓN: Proteína: 1½, Vegetales: 4½, Granos: 2, Grasas saludables: ½

## Guiso suramericano de pollo y calabacín  4 *porciones*

▶ (ELIMINACIÓN DE GRANOS y AYUNO LIMPIO DE 16 HORAS)

El chile chipotle en salsa de adobo, la paprika ahumada y la *kielbasa* ahumada le añaden una riqueza de picante a este guiso de pollo.

- 2 cucharadas de aceite de oliva
- 1 cebolla grande, cortada en cuadritos
- ½ libra de *kielbasa* de pavo ahumado, cortada en rodajas de ½ pulgada de grosor
- ¾ libra de pechuga de pollo deshuesada, sin piel y cortada en trozos
- 2 tazas de caldo de pollo bajo en sal
- 2 tazas de calabaza pelada y cortada en cuadritos
- 2 zanahorias medianas, peladas y cortadas en rodajas
- 2 tazas de frijoles lima pequeños congelados
- 1 chile chipotle en salsa de adobo, triturado
- 1 cucharadita de paprika ahumada

Calienta el aceite en una olla de hierro fundido (o en cualquier otra cacerola pesada con tapa) sobre fuego medio-alto. Añade la cebolla y la *kielbasa* y saltéalas 5 minutos hasta que la cebolla se dore. Añade el pollo y saltéalo 2 minutos.

Añade el caldo, revolviendo, y raspa cualquier pedacito dorado que se haya pegado en el fondo de la olla.

Añade la calabaza, las zanahorias, los frijoles lima, el chipotle y la paprika ahumada. Hierve la mezcla, reduce el fuego a lento, tapa parcialmente la olla y cocina durante 45 minutos.

Deja que el guiso se enfríe ligeramente antes de dividirlo en 4 tazones poco profundos.

POR CADA PORCIÓN: Proteína: 5, Vegetales: 2, Grasas saludables: ½

# AGRADECIMIENTOS

Muchas personas han contribuido a la creación de este libro y quisiera ofrecerles mis sinceras gracias por su apoyo.

Mi mayor gratitud va dirigida a mi familia, especialmente mi esposa, Ana Raquel, y mis hijos, Ana Sofía, Juan Antonio y Nina. Todo lo que hago, lo hago por ellos.

Estoy eternamente agradecido a mi madre, Carmen, y a mi padre, Juan Manuel, quienes inculcaron en mí una humilde ambición que no tiene límites, ni parcialidad, ni tampoco fronteras, y cuyo principal propósito e impulso es cambiar positivamente las vidas de los demás.

Todos vivimos ocasionales tiempos de dificultades profesionales y encrucijadas. No soy una excepción. Existen ángeles en nuestras vidas que de un modo u otro nos ayudan a avanzar. En mi caso ese ángel fue el Sr. José Rial. Él abrió una puerta importante para mí.

Quiero también dar las gracias a mis pacientes y seguidores de mis programas de televisión. Es un honor y un placer ayudar a tantas personas y que compartan sus vidas y sus historias. Cuando se me acercan en un aeropuerto, en un centro comercial o un restaurante para pedirme mi opinión médica sobre un problema que tienen, me mueven a enamorarme mucho más de mi profesión.

No estaría donde estoy hoy sin mis mentores. La devoción del Dr. Richard Lange hacia la práctica de la medicina no tiene paralelo, y me contagió. El Dr. Roger Blumenthal me inició en el maravilloso mundo de la prevención cardiovascular. Altruista, entusiasta y extremadamente alentador, Roger es el mentor por excelencia. Estos dos caballeros son mis modelos de la profesión y, por suerte para mí, son también mis amigos.

Le estoy agradecido al personal de mi clínica: Vanessa, Sonia y Deny. Su eficiencia y dedicación me permiten hacer muchas cosas a la vez.

También agradezco a mi gran familia de Univision haber confiado en mí y haberme dado su apoyo durante muchos años a fin de yo poder darle a nuestra audiencia las herramientas que necesitan para mejorar sus vidas.

Publicar un libro es un esfuerzo de equipo y quisiera reconocer a todas las personas que me ayudaron a darle vida a esta obra.

Muchas gracias a Alice Lesch Kelly, quien es mucho más que escritora asociada de esta obra. Alice es una caja de resonancia y una cómplice en el proceso de generar ideas. Se nos ocurrió el título de este libro durante conversaciones telefónicas dedicadas a compartir ideas. No recuerdo el día exacto, pero, a juzgar por el título, debe de haber sido un viernes por la tarde.

Gracias también a la creadora de recetas Victoria Abbott Riccardi, cuyo vasto arte culinario e información de recetas de las cocinas del mundo la han guiado para desarrollar una colección fantástica de recetas deliciosas y saludables.

Y finalmente, mi profundo agradecimiento al equipo de Atria Books de Simon & Schuster, especialmente a mis editoras, Johanna Castillo y Sarah Pelz, quienes creyeron en mi visión de crear un plan para bajar de peso alrededor de la celebración y la alegría; editora asistente Melanie Iglesias, por preocuparse por todos los detalles; y nuestra excelente editora de producción, Stacey Kulig.

# RECURSOS

Academia Americana de Médicos de Familia, https://es.familydoctor.org/

Administración de Alimentos y Medicamentos (FDA, por sus siglas en inglés) de los EE. UU., https://www.fda.gov/AboutFDA/EnEspanol/default.htm

Asociación Americana del Cáncer, https://www.cancer.org/es/

Asociación Americana del Corazón, http://es.heart.org/dheart/HEARTORG/Conditions/Answers-by-Heart-Fact-Sheets-Multi-language-Information_UCM_314158_Article.jsp#.W0k7ty7wa9I

Asociación Americana de la Diabetes, http://www.diabetes.org/es/?loc=util-header_es

Centro del Cáncer del Colorrectal, Johns Hopkins Medicine, https://www.hopkinsmedicine.org/kimmel_cancer_center/centers/colorectal_cancer/index.html

ATENCIÓN: Si habla español, tiene a su disposición servicios gratuitos de asistencia lingüística. Llame al 1-410-614-4685 (TTY: 711).

Centro Nacional de Salud Complementaria e Integral, https://nccih.nih.gov/health/espanol?lang=es

Centro para el Control y la Prevención de Enfermedades, https://www.cdc.gov/spanish/

La historia de Truvia®, https://www.truvia.mx/faq

Instituto Nacional de la Diabetes y las Enfermedades Digestivas y Renales, https://www.niddk.nih.gov/health-information/informacion-de-la-salud

Instituto Nacional del Cáncer, https://www.cancer.gov/espanol

Instituto Nacional sobre el Abuso del Alcohol y el Alcoholismo, https://www.niaaa.nih.gov/publications/publicaciones-en-espa%C3%B1ol

Mayo Clinic, https://www.mayoclinic.org/es-es

MedlinePlus (Biblioteca Nacional de Medicina de los EE. UU.), https://medlineplus.gov/spanish/

MiPlato, Departamento de Agricultura de los EE. UU., https://www.choosemyplate.gov/multilanguage-spanish

Oficina de Suplementos Dietéticos de los Institutos Nacionales de la Salud, https://ods.od.nih.gov/HealthInformation/RecursosEnEspanol.aspx

El Plato para Comer Saludable (Nutrition Source, Harvard School of Public Health), https://www.hsph.harvard.edu/nutritionsource/healthy-eating-plate/translations/spanish/

¡Podemos!, Instituto Nacional del Corazón, los Pulmones y la Sangre, https://www.nhlbi.nih.gov/health/educational/wecan/espanol/

Pork es Sabor (National Pork Board), http://porkessabor.com/

Oficina para la Prevención de Enfermedades y la Promoción de la Salud (Office of Disease Prevention and Health Promotion), https://www.hhs.gov/civil-rights/for-individuals/language-assistance/index.html#spanish

# ÍNDICE

# ACERCA DEL AUTOR

Juan Rivera, MD, es un cardiólogo e internista certificado entrenado en el Hospital de la Universidad de Johns Hopkins. Se especializa en la prevención, la detección temprana y el tratamiento de las enfermedades cardiovasculares, a la vez que faculta a las personas proporcionándoles las herramientas y el conocimiento que necesitan para prevenir enfermedades.

El Dr. Juan es el corresponsal médico principal de la cadena Univision y presentador de *Dr. Juan*, su propio programa inmensamente popular de una hora semanal. Ha publicado extensamente en el área de la prevención cardiovascular y contribuye como crítico experto en la mayoría de las principales publicaciones científicas sobre cardiología. Ha dictado además conferencias sobre la prevención de enfermedades cardiovasculares a múltiples audiencias en todo el mundo.

Nativo de San Juan, Puerto Rico, el Dr. Juan ejerce su especialidad en Miami Beach, Florida, donde mantiene una exitosa consulta de cardiología.